➕ 常见病生活调养系列

128招

调养 高血压

张卫东　陶红亮　主编

128ZHAO TIAOYANG
GAOXUEYA

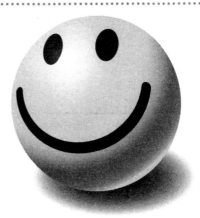

化学工业出版社

·北京·

本书以实用性为目标，采取通俗易懂的语言，从疾病认识、合理饮食、生活方式、科学运动、中医调养、心理治疗等诸多方面，指导高血压患者从一点一滴做起，掌握科学调养的方法。

本书适合高血压患者及其家属阅读，也可作为基层医师、医学生等的参考。

图书在版编目(CIP)数据

128招调养高血压/张卫东，陶红亮主编．—北京：化学工业出版社，2015.6
（常见病生活调养系列）
ISBN 978-7-122-23854-2

Ⅰ.①1… Ⅱ.①张…②陶… Ⅲ.①高血压-防治
Ⅳ.①R544.1

中国版本图书馆 CIP 数据核字（2015）第 091785 号

责任编辑：张　蕾　陈燕杰　　　　　　　　　装帧设计：史利平
责任校对：王素芹

出版发行：化学工业出版社（北京市东城区青年湖南街 13 号　邮政编码 100011）
印　　装：北京云浩印刷有限责任公司
710mm×1000mm　1/16　印张 12　字数 198 千字　2015 年 8 月北京第 1 版第 1 次印刷

购书咨询：010-64518888（传真：010-64519686）　售后服务：010-64518899
网　　址：http://www.cip.com.cn
凡购买本书，如有缺损质量问题，本社销售中心负责调换。

定　　价：29.80 元

编写人员名单

主　　编　张卫东　陶红亮

编　　者　（按姓氏笔画排列）

马牧晨　王春晓　石　柳　史　霞　苏文涛

李　伟　李　青　张卫东　张宁宁　张莉萍

张绿竹　邵　莹　陈　振　赵　艳　唐文俊

唐正兵　唐传汉　陶红亮　隋珂珂　谭英锡

薛英祥　薛翠萍

前 言

Foreword

据统计数据显示，我国高血压患者数量早已突破亿位大关，还有很多人身患高血压而不自知，如果这部分患者全部得到确诊，这一数字将更为惊人。最令人担忧的是，到目前为止，还没有一种有效的方法能够治愈高血压，而一旦发展到严重并发症时，患者可能会面临生命威胁，这也是高血压成为人类健康杀手的原因之一。

虽然目前还没有治愈高血压的办法，但是患上了高血压也不必垂头丧气，采取科学的治疗方法是能稳定血压，控制病情的发展的。

首先，要做好预防，尽力防止病情的发生，这就要求我们在生活中养成良好的生活习惯，减少高血压的发病。如果已经患上高血压，要积极地治疗，防止并发症的发生。

肥胖是高血压的致病原因，那么就可以从平时的饮食着手，控制饮食的总热量，减少脂肪摄入，帮助控制体重。患者要知道患上高血压之后饮食中的一些禁忌，比如盐的摄入量绝对不能超标；戒烟限酒，减少不良影响；远离咖啡、酒等刺激性食物。同时还要注意补充身体所需要的一些营养，如维生素，能够帮助提高免疫力；钾元素，能够维持钠钾平衡；钙元素，能够防止骨质疏松等。科学的饮食，才能为我们的健康打下坚实的基础。

当然，治疗高血压只有"进"没有"出"也是不行的，保持适量的运动为患者解除了这一烦恼。肥胖者体内脂肪含量高，而脂肪一多就会使血管床扩大，进而影响血压。运动是减少脂肪的最佳选择之一，但是限于患者的身体条件，在运动的时候要多加注意，选择适合自己的运动，要在不给自己造成伤害的前提下锻炼身体。

高血压的治疗难度大，每个患者都希望能将自己的病情控制好，但这种急迫的心理很容易衍生出一些不好的结果，容易导致患者轻信一些虚假广告，也很容易让患者走进一些治疗误区，相信一些"土方子"、"偏方"，相信"一粒见效"的"神药"等，反而耽误疾病的治疗，甚至导致疾病恶化。

　　生活中一些看似美好的事物，也会暗藏危机。大鱼大肉的吃是生活质量的提高，但是会让大量脂肪在体内堆积；开心地笑和痛快地哭是情绪的正常宣泄，但是会让血压产生波动；熬夜工作或吃喝看似是为了更美好的明天，但这其实是在透支健康。良好的生活习惯不仅要自己过得舒服，更重要的是还要有科学依据，否则，将一步一步靠近疾病。

　　本书从饮食讲到运动，从生活谈到治病，告诉大家养成良好生活习惯的重要性，让大家知道高血压和生活习惯的关联，也让患者更清楚治疗疾病的一些误区，让大家在争取自己健康的这条路上走得更加畅通。如果你正在遭受高血压的侵犯，那么，看看这本书吧，你会觉得，高血压也不过如此。

编者

2015 年 1 月

目 录
Contents

第三章 ● 合理运动改善高血压 ————— 85

第四章 ● 起居有常控制高血压 ————— 108

第一章

揭开高血压的神秘面纱

高血压为什么会成为人类健康潜藏的杀手呢？高血压本身很容易通过各种检查手段被发现，与此同时，高血压还会导致多种并发症。一旦患上高血压病，就要做好终生用药和预防并发症的准备，因此在思想上要做好准备。预防高血压及其并发症，要从健康的生活习惯开始，同时还要了解健康常识，以远离高血压。

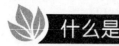 **什么是血压?**

高血压是人类健康的"杀手",一旦患上高血压,终身不能摘掉高血压的帽子。正因其治疗难度大,所以患者更要了解高血压,正所谓"知己知彼,百战不殆",只有了解清楚,才能更好地配合治疗,取得更好的治疗效果。

体循环动脉血压简称血压,是指血液在血管内流动时,作用于血管壁的压力。血压是推动血液在血管内流动的动力。高血压是指在静息状态下动脉收缩压和/或舒张压增高(≥140/90mmHg),常伴有脂肪和糖代谢紊乱以及心、脑、肾和视网膜等器官功能性或器质性改变,以器官重塑为特征的全身性疾病。

● 血压的双生子——舒张压和收缩压

正常的心脏是一个强有力的肌肉器官,就像一个水泵,日夜不停、有节律地搏动。心脏一缩一张,使血液在全身川流不息。血液在血管内流动时,无论心脏收缩或舒张,都会对血管壁产生一定的压力。当心脏收缩时,血管的压力最高,这时的血压称为收缩压,即高压;心脏舒张时,血管的压力最低,故称为舒张压,即低压。收缩压与舒张压的差值称为脉压。

● 血压的正常值及异常值

血压水平	收缩压/mmHg	舒张压/mmHg
正常血压	<130	<85
理想血压	<120	<80
正常高限	130~139	85~89
高血压		
1级高血压[①]	140~159	90~99
2级高血压	160~179	100~109
3级高血压	≥180	≥110
单纯收缩期高血压[②]	≥140	<90
低血压	<90	<60

① 收缩压140~149mmHg,舒张压90~94mmHg为临界高血压。

② 收缩压140~149mmHg,舒张压<90 mmHg为临界单纯收缩期高血压。

注:当收缩压和舒张压分属于不同分级时,以较高的级别作为标准。

● 不同年龄的血压理想值

血压的理想值受多种因素影响，影响因素包括年龄、性别、体重等。通常年龄越大，血压的正常值就会越高；同龄男性的血压比女性高；体重超标者的血压要比体重正常者高。所以，要想弄清楚自己的理想血压，要根据自身的情况来定。

为了方便计算，有学者提出了一般情况下理想血压的计算公式：收缩压＝[104＋(0.3×年龄)]×1mmHg；舒张压＝[70＋(0.2×年龄)]×1mmHg。

维持血压稳定的因素

人在情绪激动、大量运动后血压会有所升高，而在寒冷、失血等状态下血压会下降，如果没有自身调节机制的存在，血压可能会大幅上下波动，导致严重后果。

从整体角度来讲，血压波动是在中枢神经系统的整合作用之下进行的活动，受肾上腺、垂体等内分泌器官分泌状态、肾功能状态和体液平衡等因素的影响。根据调节恢复的速度，血压调节机制分为快速调节机制和缓慢调节机制。

● 快速调节机制

快速调节机制作用迅速，在血压突然发生改变的几秒钟时间内即开始起作用，包含动脉压力感受器反射，即减压反射；中枢神经系统缺血性升压反射，通过交感缩血管神经的作用来进行；化学感受器引起的反射，指血液中氧分压降低或是二氧化碳分压升高时刺激颈动脉体和主动脉脉体的化学感受器引起的加压反射。

在血压波动的几分钟后，其他调剂机制开始进行活动，包括肾素-血管紧张素-血管收缩调节机制；血管应力性舒张反应，血压改变之后，血管口径也会相应改变，以此来适应可利用的循环血量；从组织间隙进入到毛细血管或从毛细血管逸出的体液转移来保证必要的血量和适当的血压。

在快速动脉血压调节机制中，颈动脉窦主动脉弓减压反射的作用最为重要，能够控制血压不过度升高。在中枢神经的支配下决定这种反射的加强或削弱，从而保证血压的稳定，对心血管系统起保护作用。当血压显著升高时，压力感受器受到更有力的冲击，使其传入冲动频率增加，传到血管中枢，经过整合作用，能够加强

迷走神经的作用，使心率减慢，心肌收缩力减弱，小动脉和静脉舒张，这些反应都会使升高的血压逐渐恢复正常。当血压过低时，压力感受器受到冲击较弱，传入神经冲动减少，心血管中枢支配的迷走神经活动减弱，交感神经活动加强，导致心搏加强，动静脉收缩力加强，引起血压上升。迷走加压反射是右心房内压和大静脉血压显著下降刺激迷走神经加压纤维引起的，在大失血时出现。

● 长期缓慢调节机制

一般快速调节机制的作用在数小时至数月内由于适应而失效。长期调节机制主要依靠肾脏-体液-压力调节。这种机制包括通过调节血量所产生的血压调节作用以及由肾素-血管紧张素系统和醛固酮对肾功能的调节作用。当血压下降时，肾的泌尿量减少，体液得到保存，部分体液进入循环系统，血量随之增加，使静脉回心血量和输出量增加，从而导致血压回升。当血压过高时，肾的泌尿量增加，增加体液排出量，进而减少有效循环血量，静脉回心血量和心输出量随之减少，引起血压下降。这种调节机制在血压未恢复正常以前，可以长期起作用。

调养小贴士

心理健康是预防高血压的重要条件之一，稳定的心理有益于维持正常的血压水平，反之，不稳定的心理容易引起血压异常，从而导致五脏六腑异常，最终诱发或加重心血管疾病。因此，平时保持良好的心态，是维持血压稳定的重要方法。

 血压并非固定不变

血压并不是固定不变的，而是波动的，导致血压波动的生理因素主要有五点，包括心排血量、动脉内的血液量、血管弹性、末梢血管阻力、血液黏滞度。除此之外，能够影响血压的外界因素很多，如生活、工作、情感等，为了更好地稳定血压，患者要了解这些因素。

外界因素是影响血压的重要因素，外界因素包括职业、人际关系、环境等内容，作用机制比较复杂，人们往往容易忽视，就会对高血压造成不良影响。

● 外界因素与血压的关系

1. 职业对血压的影响

研究发现，城市高血压的患病率要比农村高，而同一地区不同职业人群的患病率也存在一定差距。需要长时间高度集中注意力却又较少消耗体力的职业工作者，患上高血压的概率相对较大，如司机、会计等，而精神紧张度较低的职业人员患病率则较低。

2. 环境对血压的影响

研究发现，经常在嘈杂的环境中生活，比如在火车站附近或者闹市区生活的人患高血压的概率比生活在安静农村者高。因为在嘈杂的环境中会导致肾上腺素分泌增加，进而使心率加快，血压也随之增加。

● 影响血压的双重因素

血压的升高是在遗传因素和外界因素共同作用下的结果。

研究显示，高血压病的发病具有明显的家族聚集性，临床上约有60％的高血压病患者有高血压病家族史。调查发现，父母一方患有高血压，子女的高血压病患病率达到28.3％，父母双方都有高血压，子女的高血压病患病率达到46％，如果父母都没有高血压病，子女高血压病的发病率只有3.1％，由此可见，高血压病和遗传密切相关。

外界因素也会导致一系列神经体液反应，如老年高血压患者在冬天时因为要御寒，血行速度就会加快，促使血压上升，而夏季的时候则会有所降低。冬天的时候，气温下降，人体内的肾上腺素水平就会升高，促使心率加快，心脏搏血量就会增加，促使血压上升；而夏天时出汗比较多，血容量就会下降，因此血压也会跟着下降。同时因为气温的变化，如夏天气温升高，血管就会扩张，使得血压下降；而冬天的时候血管会收缩，血压就会上升。

所以，当患有高血压时，要从两方面来注意，找到真正的病因，才能对症下药。冬天时，高血压患者要注意保暖，因为寒冷刺激会导致血压上升而引发脑卒中等危险病症。

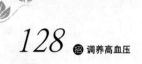

调养小贴士

　　血压不是一成不变，会随着情绪状况、运动量、饱胀度等变化，血压在正常范围内波动无碍健康，但是一旦发现血压偏高或偏低，要及时入院就诊。

 # 什么是高血压？

　　高血压一般分为原发性高血压和继发性高血压两种。原发性高血压，通常简称为高血压。高血压很明显的一个特征就是血压升高，但是患者不要简单地以为血压高就是高血压病，这就进入了一个认识误区。判断高血压并非简单地检测到血压升高，还要确定是否对心、脑、肾等器官造成损害才能下结论。

　　如果仅以血压升高来断定病情，很容易出现误判，最为严重的后果就是误将其他疾病认定为高血压，耽误病情的治疗，还有可能因此对身体造成伤害。

● 高血压的诊断步骤

　　血压升高虽然是诊断高血压的重要依据，但是诊断高血压不能仅仅依靠测量血压，还要综合考虑以下因素，才能准确判断。

　　1. 不能只看一次血压升高的结果。血压很容易受其他因素干扰，所以测量血压的时候要保持安静，或静坐，或平躺，如果测得的血压不小于140/90mmHg，那就表示有高血压的可能，但是这之后还要连续测量几次，确认血压存在持续升高的情况才能初步判断为高血压。

　　2. 要分辨出高血压的类型。高血压病的分类方法有很多种，根据发病原因可以分为原发性高血压和继发性高血压；按照年龄的划分可以分为青少年高血压病、老年高血压病等；按照发病的轻重缓急程度分为急进型高血压病和缓进型高血压病。大多数高血压患者没有明确的原因，属于"原发性高血压"；由其他疾病或药物引起的高血压则是"继发性高血压"。

　　3. 要明确高血压的危险程度。根据血压水平，是否存在心脏、肾脏、脑等脏器并发症，更好地判断病情的严重程度。

4. 了解靶器官的影响。诊断高血压最重要的一步就是要检查高血压对靶器官的损害情况。如尿液检测能检查出高血压对肾脏的损害；心电图检查能发现对心脏的损害。

● 高血压病和血压高的关系

有不少人都将血压升高和高血压混为一谈，认为血压升高就是高血压病，事实上，它们是两种不同的概念。

血压升高只是疾病的一种症状，并不是一种独立的疾病，而且有很多疾病都可能会引起血压升高，如慢性肾炎、肾盂肾炎、原发性醛固酮增多症等，都可能会出现血压升高的现象。由这些疾病引起的高血压也被称为"继发性高血压"或"症状性高血压"。

高血压病是一种独立性疾病，发病原因目前还不明确，临床上主要以动脉血压升高为主要特征，随着病情的发展会出现各种严重的并发症，给健康带来极大威胁。

血压升高和高血压病的病理不同，治疗方法也不同。血压升高要视具体情况而定，查明导致血压升高的疾病是什么，积极治疗原发病，通常原发病治愈或好转后血压水平逐渐恢复至正常。而高血压病需要将积极控制血压水平，防止病情恶化、出现严重的并发症。

调养小贴士

患者对高血压要有一个正确的认识，偶尔一次因劳累、精神紧张等因素引起的血压升高并不一定就是高血压，应该明确病情之后再采取相应的措施，避免误诊。

 高血压的常见病因

虽然高血压的病因目前尚未完全了解，但和肥胖、食盐过多、不良生活习惯、压力过大等因素有重要关系，要预防、治疗高血压就要从这些因素入手。

高血压的病因和发病机制尚未完全明了，随着生理学、遗传学、神经内分泌学及分子生物学的发展，认为高血压并非由单一因素引起，而是由彼此之间相互影响的多种因素造成的，主要与以下因素有关。

1. 遗传因素：据统计，约75%的原发性高血压患者具有遗传素质，可以说原发性高血压是一种多基因遗传病。高血压患者及有高血压家族史而血压正常者，有跨膜电解质转运紊乱，细胞内钠离子、钙离子浓度增加，动脉壁平滑肌收缩加强，肾上腺素能受体密度增加，血管反应性加强，这些都有助于血压升高。

2. 饮食电解质水平：日均摄盐量高的人群，其血压升高百分率或平均血压高于摄盐量低者。世界卫生组织在预防高血压措施中建议每人每日摄盐量应控制在6克以下。钾能促进排钠，吃大量蔬菜可增加钾摄入量，能保护动脉不受钠的不良作用影响；钙可减轻钠的升压作用。

3. 心理因素：社会心理应激与高血压的发病有密切关系。应激性生活事件包括父母早亡、失恋、丧偶、家庭成员死亡、病残、家庭破裂、经济政治冲击等。遭受生活事件刺激者高血压患病率高。社会心理应激可改变体内激素平衡，从而影响所有代谢过程。

4. 肾脏因素：肾髓质间质细胞分泌抗高血压物质，如前列腺素，若抗高血压物质分泌失调、排钠功能障碍均可能与高血压发病有关。

5. 体重：肥胖者更容易患上高血压，这已经不是秘密。肥胖是高血压的危险因子，高血压又可致肥胖。肥胖者循环血量及心排出量增加，心率增快，由于持续性交感神经兴奋性增高及钠重吸收增加而引起高血压。

6. 神经内分泌因素：支配动脉的交感神经纤维兴奋性增强是高血压发病的重要神经因素。交感神经节后纤维有两类：①缩血管纤维，递质为神经肽Y及去甲肾上腺素；②扩血管纤维，递质为降钙素基因相关肽（CGRP）及P物质。这两种纤维功能失衡，即前者功能强于后者时，引起血压升高。

调养小贴士

高血压可由诸多因素引起，摄入食盐过量是重要的因素之一。每人每天的食盐摄入量每增加2克，收缩压会上升2mmHg，舒张压会上升1.2mmHg，因此每天都要严格控制钠盐摄入量。

高血压的常见症状

高血压一般缺乏特殊的临床表现，有20％左右的患者无症状，仅在测量血压或发生心、脑、肾等并发症时才被发现。一般高血压的常见症状有头晕、头痛、疲劳、心悸等，呈轻度持续性，多数症状可自行缓解，在紧张或劳累后加重。

高血压根据病程发展缓慢和急性病症有不同的表现，患者要分清楚这些症状的不同之处，以便采取正确的应对措施。

● 病程缓慢的病症表现

高血压一般发展比较慢，有的患者数十年都没有出现任何不适，但是随着病情的不断发展，可能会出现轻重不等的症状表现，尤其在一些刺激因素作用下，如疲劳、紧张或情绪波动时，症状会明显加重。

1. 头痛：由高血压引起的头痛多数发生在早晨，疼痛部位一般位于前额或者枕部。典型的高血压头痛一般在血压下降后即消失。

2. 头晕：高血压引起的头晕可能是暂时性的，也可能是持续性的，通常服用降压药后，症状会有所减轻，甚至消失。

3. 心悸：血压长期升高会使动脉血流阻力增加，左心室因负担加重而逐渐出现肥厚、扩张的表现，患者会有心悸、心慌等不适，甚至出现心绞痛或心肌梗死症状。

4. 视物模糊：由于血压升高，导致视网膜中央动脉易发生硬化。严重者视盘发生水肿，视网膜渗出和出血，患者可出现视物模糊。

● 危急重症要警惕

高血压虽然是一种慢性病变，但是发展到一定程度时很容易出现危急情况，主要是因为病情的发展导致靶器官功能不全，甚至功能衰竭，此时患者可能会出现剧烈的头痛、胸闷、心悸、呼吸困难、意识模糊，甚至是昏迷等症状，也可能会出现暂时性偏瘫。出现这些情况时说明患者的病情已经非常严

重，如果不及时采取措施，很可能会引起靶器官的进一步损害，各种严重的并发症也就会相继出现。

1. 尿毒症：由于病变的肾单位越来越多，肾血流量逐渐减少，肾小球滤过率逐渐降低，患者可发生水肿、少尿、血尿、蛋白尿及管型尿，严重者可出现尿毒症的临床表现。

2. 左心衰竭：血压持续升高，心肌工作负荷增加导致左心室肥大。在心脏处于代偿期时，肥大的心腔不扩张，甚至略微缩小，称为向心性肥大。心脏重量增加，一般达 400 克以上。由于不断增大的心肌细胞与毛细血管供养之间不相适应，加上高血压性血管病，以及并发动脉粥样硬化所致的血供不足，导致心肌收缩力降低，逐渐出现心腔扩张，称为离心性肥大。严重者可发生心力衰竭。

3. 脑卒中：是高血压最严重且往往是致命性的并发症。多为出血性病变，常发生于基底节、内囊，其次为大脑白质、脑桥和小脑。患者常骤然发生昏迷、呼吸加深、脉搏加快、瞳孔反射及角膜反射消失、肢体弛缓、肌腱反射消失、大小便失禁等症状，出血灶破入侧脑室时，可导致昏迷，甚至死亡。

调养小贴士

人体血管受过高的压力而扩张，人会出现视物模糊、肢体瘫痪等症状，造成行动上的困难，甚至可能跌倒昏迷并发生更大的伤害。因此，对于高血压患者而言，出现不适症状时要及时侧躺休息，直到身体健康状况恢复正常为止。

高血压的先兆

高血压并不是突然发生的，需要长时间的累积，一旦发生很难逆转。高血压在形成的过程中，身体会给我们发出一些信号指示，提示我们要谨慎留心。

虽然高血压发病前会出现一些信号，但是因为这些信号往往和很多疾病的初期症状相似，或者认为是疲劳引起的，没有引起重视。因此，高血压才能够

"发展壮大"。要想防治高血压，就需要了解这些信号，早日发现病情，尽早进行干预治疗。

1. 头晕：高血压属于血管类疾病，血压长时间处于较高水平，容易导致血管壁硬化，当脑部血管发生病变时，患者会产生头晕、头痛等不适。头晕可能因为一些微小刺激反应而产生，比如说突然下蹲或起立；而持续恶性头晕会让患者有沉闷不适感，影响患者的思维能力，让患者对周围的事情失去兴趣。

2. 心情烦躁：血压升高时，各个系统、脏器的供血都会受到影响，其中神经系统受到的影响较大。神经系统供血不良会导致患者对情绪的控制能力下降，变得比较敏感，容易失眠等。

3. 注意力不容易集中：早期注意力分散的情况并不明显，患者通常对此没有感觉，但是随着病情发展，患者逐渐自觉有注意力难以集中、记忆减退等现象。

4. 肢体麻木：肢体远端血管比较细，一旦发生硬化便会严重影响末梢血液循环，所以高血压患者常有手足麻木、活动不灵活等不适。

5. 出血：血压持续升高时容易出现动脉硬化，血管变得比较脆弱，容易破裂，患者容易出现出血的情况。高血压患者比较常见的出血情况是鼻出血、眼底出血和皮肤黏膜出血，而最严重的是脑出血，通常比较严重，可能造成患者死亡，致残率较高。

调养小贴士

高血压是一种慢性病，因为人体各个脏器之间存在相互辅助的作用，刚开始血压升高对身体的危害很可能被掩盖过去，了解这些症状可以帮助患者及早发现病情。

高血压的危害

高血压是血管类疾病，会对全身大小血管造成损害，对血液供应比较敏感的器官最先受到损害。如果病情得不到有效控制，血压持续高水平会导致多种并发症，严重情况下会威胁患者的生命。

如果血压得不到控制，就会伤害"靶器官"。所谓"靶器官"就是患病时最容易受到伤害的器官，对高血压来说，靶器官就是心、脑、肾。

● 高血压对心脏的损害

高血压引起心脏损害需要经历一个漫长的过程，在发病初期通常不会显现。资料显示，高血压发生并发症时心脏最先受到损害。

1. 对心脏血管的损害

人体各组织器官要维持其正常的生命活动，需要心脏不停地搏动以保证血液循环。心脏作为泵血的动力器官，本身也需要足够的营养和能源。供给心脏营养的血管系统，就是冠状动脉和冠状静脉。而血压升高时，导致冠状动脉扩张，动脉壁胶原蛋白增多，胆固醇和低密度脂蛋白容易侵入动脉壁，平滑肌细胞内溶酶体增多，难以发挥清除动脉壁上胆固醇的功能，冠状动脉就会越来越窄，影响心脏的正常工作。

2. 对心脏功能的损害

血压升高也会使心脏的结构和功能发生改变。如果血压长期没有得到控制，心脏长期承受过重的负荷，左心室因失代偿而出现增厚、扩张。处于代偿期时，患者可能仅有心悸、气短等微弱症状；当病情持续发展，出现心力衰竭时会出现呼吸困难、心绞痛、肺水肿等病症。

● 高血压对脑的损害

血压升高时，容易导致脑内细动脉的痉挛和病变。而脑内小动脉的肌层和外膜均不发达，管壁薄弱，发生硬化的脑内小动脉若再伴有痉挛，便易发生局部缺血、渗血或破裂性出血（即脑出血）。脑出血是晚期高血压最严重的并发症。出血部位多在内囊和基底节附近，临床上表现为偏瘫、失语等。

● 高血压对肾脏的损害

肾脏是泌尿系统中一个非常重要的器官，在人体中有调节水和电解质平衡的重要作用，如果肾脏受到了损害，废物排不出体外，会对人体造成极大损害。

研究表明，高血压初期肾脏功能并不会有太大的损害，但随着病情的不断发展，导致肾细动脉硬化，肾脏出现萎缩，继而出现肾功能不全，严重者可出

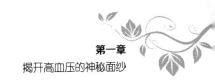

现尿毒症的临床表现。

 什么样的人易患高血压？

大多数人认为只有老年人才容易患高血压，但近年来高血压有年轻化发展的趋势，所以，大家要了解高血压比较"偏爱"的人群，在生活中多加注意，以免被高血压缠上。

高血压具有遗传性，有家族史者患上高血压的概率较大，但是如果在生活中多加注意，也可以避免高血压的发生，如果不加注意，即使没有家族史者也可能与高血压结下不解之缘。

● 有高血压家族史者

遗传因素是高血压的重要诱因，但这并不全是基因问题，而是同一个家族的人具有相同的生活方式。有高血压家族史者，如果有不良嗜好或受到不良刺激，常容易发生高血压。但如果养成良好的生活习惯，如少吃盐、不吸烟、不饮酒、不肥胖，同样可以远离高血压。

● 肥胖者

肥胖是诱发高血压的一个重要因素，体重超过正常范围的人群要注意控制体重。肥胖主要是由于皮下脂肪增多，体重增加，同时血容量增加，使心脏负担加大和血管阻力增加，故此易发生高血压。

● 食盐过多者

盐的化学成分是氯化钠，吃盐过多，摄入的钠就多，会导致水钠潴留，使渗透压改变，增加细胞间液和血容量，最终导致血压升高。

● 长期吸烟饮酒者

烟酒的危害众所周知，酒精在体内损害动脉血管使动脉硬化，导致血压升高，如果同时又吸烟则会加重血压的升高。若长期过量饮酒（每日饮酒≥100

毫升，且每周饮酒在 4 次以上）、吸烟（每日吸烟≥15 支，且连续吸烟在 10 年以上）患高血压的概率比没有烟酒嗜好者高出数倍至数十倍。

● 性格急躁、压力过大者

大部分高血压患者都是急脾气，在生活中不善于调整自己的情绪。长期处于不良刺激者，如精神紧张、情绪激动、焦虑过度、噪音等，加上生理调节不平衡，大脑皮层高级神经功能失调，容易发生高血压。

调养小贴士

高血压是内科常见的慢性疾病之一，任何年龄段的人群均可发病，给人们的健康和生活带来极大的影响。因此要及早做好预防措施，尤其是上述高血压高发人群更应加强预防。

高血压会遗传吗？

相信大家都知道高血压与遗传有关，那是不是父母患有高血压，子女就一定会患高血压呢？子女患高血压后的症状会不会更严重呢？

高血压有原发性和继发性之分，继发性高血压有明确的发病因素，和遗传关系不大。而原发性高血压在多年前就已证明与遗传有关，研究发现，父母均患高血压，其子女发病率达 46%；父母一方患高血压，子女发病率达 28%；父母血压正常，子女发病率仅 3%。

说高血压与遗传有关，并不是"口说无凭"的，以下证据可以证明。

（1）跨膜阳离子转运缺陷：原发性高血压患者及其血压"正常"的子女细胞钠钾离子细胞膜运转受抑制，导致细胞内钠离子、钙离子浓度增高，引起血管平滑肌收缩，反应增强。

（2）交感神经介质代谢缺陷：原发性高血压患者血浆儿茶酚胺含量增高、多巴胺 β 羟化酶活性增高，导致心脏肥大，血管平滑肌收缩。

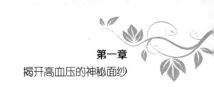

（3）肾脏功能及其内分泌功能异常：原发性高血压患者肾小球滤过率降低，肾血管对缩血管激素的反应性增强，肾功能储备降低，对盐升压更敏感等。

（4）动脉平滑肌钙池异常：原发性高血压患者细胞钙通道增加，导致钙离子内流增加，细胞内钙离子浓度增高，引起血管平滑肌收缩，外周阻力增加，血压升高。

● 环境因素与遗传因素共同作用的结果

虽然高血压与遗传有关，但并不是说父母患有高血压，子女百分之百就会患高血压。高血压是遗传易感性和环境因素相互影响的结果。虽然遗传因素是先天的，但环境因素很早就开始起作用，如胎儿期营养不良导致出生时体重偏低的低体重婴儿，以后发生高血压的概率增加，即使产后增加营养亦不能改变其8岁时的血压水平，提示已经出现持久性的疾病标记。除此以外，体重超重、高盐饮食和中度以上饮酒是国际上已确定与高血压发病密切相关的危险因素。

所以说，即使有高血压家族史也不必过于担忧，虽然相较其他人易患高血压，但是只要注意保持少油少盐饮食，戒烟限酒，适度运动，养成良好的生活方式一样可以躲避高血压的侵犯，在高血压的虎视眈眈下岿然不动。

 "沉默的杀手"不容小觑

高血压严重危害人类的健康，这已经是众所周知的事实。由于高血压往往在不知不觉中发展成严重的疾病，常伴随严重的并发症，令人防不胜防，因此，也被人们冠以"沉默的杀手"称号。

在患病初期，高血压患者甚至不会感觉任何不适症状，当出现头痛、视物模糊、心绞痛等症状时已进展到中晚期，错过了最佳治疗时机。

●"沉默的杀手" 说法来源

用"沉默的杀手"来形容高血压的危险性简直再贴切不过了，委内瑞拉心血管专家伊戈尔·莫尔在 2006 年的"世界高血压日"（每年五月份的第二个星期六）接受媒体访问时说："高血压是致人死亡或残疾的'沉默杀手'，但人们对待它的方式却'过于温柔'。如果有人被确诊患有癌症，他会立刻感到非常惊恐；但如果是被确诊患有高血压，他就不会觉得情况很糟。可实际上，死于高血压的人数是死于癌症人数的 4 倍。高血压最初不会带给患者什么不适感，可它一发病，可能就是因脑卒中或心肌梗死而导致的死亡。"

● 老年高血压更危险

高血压大多发生在老年人身上，主要跟老年人的身体素质下降有关，也正是因为这个原因，老年人患高血压的危险性更大。

1. 心血管疾病的发病率更高

老年人因身体素质下降，动脉扩张能力降低，往往容易产生单纯性收缩期高血压，导致脉压增大，脉压增大更容易对血管壁造成伤害，诱发心血管疾病。

2. 加速动脉粥样硬化的进程

老年高血压患者更容易发生冠心病、脑梗死、周围血管疾病等并发症，这主要是因为老年人动脉血管硬化的速度更快。

3. 心力衰竭发生率高

老年高血压患者患心血管疾病的概率大为增加，加之年龄大，体质弱，老年患者发生心力衰竭的概率增加。

4. 老年患者有更高的病死率

老年高血压患者的病死率明显比中年人要高。我国高血压患者中由脑卒中导致的死亡人数最多，其次是心力衰竭，而且还有很多患者因脑卒中而导致残疾。

调养小贴士

高血压并不可怕，它是一种可预防、可控制、可治疗的疾病，只要长期坚持正确的抗高血压治疗，戒除不良生活习惯，坚持体育运动和合理膳食结构，完全可以减少高血压的危害，甚至可以预防高血压的发生。

危险时刻需注意

能够影响人体血压变化的因素很多，患者如果不加以注意，很可能因为一件不起眼的小事而使病情恶化，所以患者需要了解会让病情严重的原因，以此避免病情加重，平稳控制血压。

在季节交替时，天气冷热不定，高血压患者可能因无法适应骤冷骤热的气候而使血压大幅波动，导致严重后果。类似的情况还有情绪大幅波动、大量运动等，高血压患者需留意。

1. 气温骤降的时候要注意。冷空气会刺激人体，使肾上腺分泌功能增强，而肾上腺素会引起血管收缩，导致血压升高。高血压患者大多是老年人，对气温变化的适应能力较差，所以很容易发生意外，要特别留心。

2. 极度兴奋的时候要注意。不管是愤怒、恐惧，或是大喜、大悲，都会引起血压骤然上升，容易导致心脑血管意外的发生，所以高血压患者不仅要避免情绪大幅波动，在看电视时，也要避免看一些紧张激烈的场面，防止受到惊吓。

3. 清晨 6～9 点要注意。早晨起来时，身体还没有完全"苏醒"，血流较慢，并且经过一夜的新陈代谢，人体会缺乏水分，血液黏稠度增加，容易形成血栓，所以这段时间高血压患者要注意，避免发生意外。高血压患者早晨起来时最好喝点温开水，或者喝点牛奶、蜂蜜水，给身体补充水分。

4. 餐后 1 小时要注意。进食后血液集中在胃肠，血流相对缓慢，血液黏稠度有所上升，容易诱发血栓。所以高血压患者进餐时不要太快，更不能在饭后立刻进行运动，以免血压升高，发生意外。

5. 沐浴时要注意。冷空气会对血管造成刺激，热水同样会对血液循环造成刺激。洗澡时，因热力作用会使血液流速加快，对身体保健有一定好处。但是洗澡时间不能太长，尤其是高血压患者，要格外留心，因为用热水洗澡促进血液循环的同时，血压也会上升，尤其是老年人调节功能较差，长时间洗热水澡容易出现心脑血管意外。

6. 运动时要注意。大家都知道，运动对体力的消耗很大，而且会使心跳加快，这就会使心脏的输血速度加快，促使血压上升，所以高血压患者运动时一定要留心，一旦出现不适要立即停止。

调养小贴士

　　这些只是生活中的一些小问题，但是如果放在高血压患者身上可能就是大问题。了解这些危险时刻，患者要学会有意避免，更好地保护自己。

高血压患者"四不宜"

　　高血压患者血压不稳定，稍受刺激就会发生波动，平时要注意一些细节，避免一些不必要的刺激，保持血压相对稳定。下面就是高血压患者要注意的几个细节。

　　1. 不宜长时间站立

　　对于身体健康的人而言，站立是一件再平常不过的事，即便连续站几个小时，除了会感觉累一点之外，并不会太多地妨碍身体健康，但是对高血压患者来说，长久站立却是一件值得商榷的事。

　　高血压患者长时间站立，容易出现心慌、眼花、头晕等症状，所以患者一定要注意休息。

　　高血压患者容易出现体位性低血压。即患者改变体位时出现低血压症状，主要是高血压患者突然站直而引起血压偏低的现象，会有头晕、软弱无力等症状，严重时还会晕厥。这主要是因为人下蹲时体内的血液受地心引力影响而聚集在下肢，而高血压患者由于血压不稳，当站立时不能很快为大脑提供血液，会有大脑短暂性缺氧表现。这种情况一般很短暂，只要躺一会儿就可迅速苏醒，或者平时起立时放慢速度也能避免。

　　2. 进餐速度不宜过快

　　快速进餐会影响消化，对健康也很不利，尤其患有高血压时，吃饭时更要细嚼慢咽。进食太快会加剧肠道负担，影响血液供给量。

　　3. 不宜发脾气

　　精神紧张和情绪波动都会使内分泌功能紊乱，导致血管收缩，进而引起血

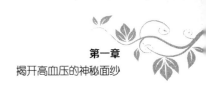

压上升，更有可能引起心脑血管疾病，所以说，高血压患者要注意控制情绪，不要轻易动怒。

4. 不宜饱腹和空腹时运动

在饱腹或饥饿的状态下，高血压患者都不能进行运动；如果处于运动状态时，出现不适的状况，要立即停止，防止意外情况发生。

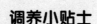

调养小贴士

高血压是一种常见病，而且容易诱发其他疾病，让疾病患者苦恼不已。患者一定要注意生活中的小细节，除了上述所见内容之外，还要注意在生活、工作的方方面面都养成良好的习惯，争取让身体早日康复。

 吸烟饮酒等于给高血压火上浇油

吸烟有害健康的观念早已深入人心，烟草中的有害物质可通过血液循环运送至全身，对各脏器均会产生有害作用。很多人可能不知道，饮酒和血压水平及高血压患病率之间呈线性相关，大量饮酒可诱发心脑血管意外。

《中国高血压防治指南》中对健康的生活方式建议为：减少钠盐摄入，合理饮食，规律运动，控制体重，戒烟，限制饮酒，心理平衡。戒烟和限制饮酒是其中非常重要的组成部分。

● 饮酒和高血压的关系

酒是人们日常生活中经常会遇到的饮品，虽然适量饮酒能起到保健作用，但是可以肯定的是，大量饮酒会对身体造成伤害。研究表明，随着饮酒量的增加，血压随之升高；重度饮酒者脑卒中的病死率比不经常饮酒者高 3 倍。此外，饮酒可增加服用降压药物的抗性，影响降压药的效果。

如饮酒，建议每日饮酒量应为少量，男性饮酒量不超过 30 克，即葡萄酒

100～150 毫升，或啤酒 250～500 毫升，或白酒 25～50 毫升；女性减半，孕妇禁酒。不提倡饮高度烈性酒。对于高血压患者而言，最好戒酒。

● 吸烟和高血压的关系

烟草中含有尼古丁、苯并［a］芘、烟焦油、亚硝胺等多种有害物质。其中的尼古丁会使血管收缩，管腔变细，血流量减少。血管收缩后，小动脉的阻力必然增加，这就导致血压进一步升高。

长期吸烟还会使血管内皮功能受损，加快动脉硬化进程。动脉硬化会导致管壁增厚，收缩压升高。而动脉硬化也是心肌梗死的危险因素，直接威胁患者的生命。

调养小贴士

吸烟除了会引起高血压外，烟草中的多种有害物质还可能导致癌症的发生，所以，为了自己和家人的健康，戒烟无论从什么时候开始都不算晚。

高血压不是老年人的专利

高血压有向年轻化发展的趋势，很多中年人甚至青年人都加入了高血压患者的大军，这些高血压患者的"生力军"在本应健康的年纪早早遭受高血压的"迫害"，压力过大可以说是"催化剂"。

年纪尚轻的中青年人通常不会想到高血压会早早降临在自己身上，觉得非常意外，其实高血压的到来并不是空穴来风，而是有迹可循的。

● 中青年高血压的特点

1. 中青年高血压患者以舒张压增高为主，收缩压仅轻度升高或正常，脉压减小。中青年人血管弹性好，能缓解动脉壁的压力，所以收缩压升高不明显，而外周阻力未减轻，舒张压明显升高。

2. 中青年高血压患者多无明显临床症状，以临界高血压为主，由体检发现的高血压不在少数。

3. 中青年高血压男性比女性多见，这可能与男性的生活习惯不如女性健康有关，也可能与女性体内雌激素水平较高，有一定保护作用有关。

4. 大部分中青年高血压患者存在血脂异常，与不良生活习惯、饮食结构不合理、缺乏运动等有关，使血脂水平升高，促进高血压的发病。

5. 精神因素在中青年高血压的发病中起重要作用，由于中青年在工作中属于中坚力量，工作压力大，情绪容易波动，长期受不良刺激易导致神经内分泌功能紊乱，血管活性物质分泌增多，交感神经活动增强，使血管阻力增加，导致血压升高。

6. 由于健康理念的缺乏，中青年人平时不注重检查身体，不能及时发现血压升高，延误治疗。即使发现血压升高，没有出现什么症状，也不重视治疗，或血压水平好转后就停止治疗，导致病情加重。

● 中青年高血压的防治措施

1. 改变不良生活习惯，戒烟限酒，控制体重，保持低盐饮食。

2. 调整心态，保持积极的心态，避免不良情绪的影响。

3. 养成定期运动的习惯，中青年人体力尚佳，适合选择中等强度偏上的运动，如跑步、游泳、健身操等。

4. 加强对高血压的了解，知道高血压的发病因素、并发症、防治措施等知识。

5. 选择适合自己病情的药物，并坚持服药，不要看到血压刚有所好转就停药，防止血压反复波动，引起心肌梗死、脑卒中等严重并发症。

中青年高血压患者大多处于"上有老，下有小"的状态，承受工作、生活的双重压力，正是由于这些压力的存在，导致中青年人成为高血压的有力支持者。为了自己的健康和家人的幸福，中青年人要注意为自己减压，以免疾病压身。

调养小贴士

工作和生活压力让人们肩上的担子越来越重，这也成为引发高血压的重要原因，因此在追求人生目标的过程中适时歇歇脚，放松身心，既能降低血压偏高的风险，又可提升工作效率。

患了高血压就不能工作吗？

有的人认为高血压患者会一些危险状况，所以不适合工作，其实这是不对的。血压虽然容易受到很多因素干扰，但是如果患者的血压控制良好，没有严重的心、脑、肾等并发症，是可以进行工作的。

轻度高血压并不会严重影响患者的工作能力，多数工作都能胜任；中度高血压患者虽然会受到一定影响，但是如果不是需要消耗大量体力的工作，一般也能胜任；而重度高血压患者因有严重的并发症，要避免工作。

● 选择合适的工作

高血压患者可以视情况做一些合适的工作，但不要从事容易紧张及劳累的工作，这样会引起血压波动，不利于病情控制。当工作产生压力时，会让患者处于紧张状态，血压也随之升高。有一定危险性的工作，都不适合高血压患者，如飞行员、潜水员、高空高温环境作业工种等，如果患者从事这些职业，一旦发病，很容易发生危险。

● 工作中加强保护措施

1. 高血压患者工作一段时间后，要注意休息，不能长时间处于紧张的工作状态中，要让自己的精神和机体都得到放松，中午最好能打个盹。放松能使副交感神经变得活跃起来，起到降血压的作用。

2. 如果会议时间比较长，患者最好不一直坐在会议室，可以借上厕所的机会活动一下，伸展一下身体，呼吸一下室外的新鲜空气，缓解一下会议过程中的紧张情绪。

3. 工作中要控制好自己的情绪。工作肯定会让人感到疲惫，有时甚至会想要发火，但是高血压患者发火会使血压升高，对病情很不利，甚至会有生命之忧。所以，患者要学会控制自己的情绪，遇到烦闷的事情可以先搁置一边，学会淡然处之。

4. 工作中要避免经常加班。工作固然重要，但是对于高血压患者来说，

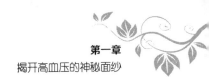

休息也同样重要，所以该工作时工作，该休息时就要休息，注意劳逸结合，不勉强自己。工作之余，患者也可以参加一些健身活动，或者在家养花种草，保持愉快的心境有利于控制血压。

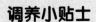

调养小贴士

工作是生活保障的源泉，也是体现人生价值的渠道，生活因为工作而更有意义。当然，这并不意味着可以为了工作而忽视健康。无论是健康者还是高血压患者，平时都要注意休养。

老年人群成为高血压重地

血压偏高是老年人身上常见症状之一，久而久之，人们会认为对此现象习以为常，所以会忽视对这类人的照顾，其实这是不对的。老年人的血压水平与年轻人相比，偶尔偏高不一定会妨碍健康，但是如果长时间超出健康标准，一样很危险。

● 关注老年人的收缩压

有的老年人血压很高，却不把它当回事，理所当然地认为这是正常现象；有些老年人还认为，即使有高血压症，只要降下来就没事。其实他们不知道的是，老年人高血压最危险的情况就是收缩压升高。如果老年人的收缩压大于140mmHg，或者舒张压低于65mmHg，都可能引起心脏病、脑卒中等病症。

脉压增加是老年人大动脉变硬的表现，一旦大动脉变硬就不能很好地调节血液运动，这必然会加重血管负担，进而加剧高血压病情，所以老年患者控制血压水平时，更要注意控制好收缩压，避免动脉硬化。

● 高血压对老年人的影响

有人认为老年人患上高血压是一种好的表现，这更能说明其体内充满活

力，所以很多老年人即使知道自己患上了高血压，也不采取积极治疗措施，这样的做法是不对的。

研究证实，患高血压的概率会随着年龄的增加而增大，而且有相当一部分老年人是属于单纯收缩期高血压。收缩压增高，舒张压增高不明显或不增高，脉压增大，对老年人心脏的负担非常重，容易诱发心脏病变。同时老年人可能患有心脑血管疾病，更可能并发心力衰竭、心率失常等情况，所以，一定要重视起来。

调养小贴士（一）

高血压患者的舒张压每降低 5mmHg，病死率就能降低 32%。不过，舒张压也并非越低越好，不能只顾着降低舒张压而不顾收缩压，而是要注意科学治疗，坚持合理用药，注意平时生活中的一些细节问题，确保血压水平在各方面都维持正常。

单纯性收缩期高血压对身体的危害

部分高血压患者会出现收缩压升高，但舒张压水平正常，这是什么状况呢？这种不同于一般高血压的情况也属于高血压，还是病情更严重的表现呢？

如果收缩压升高，舒张压处于正常水平，这也是血压不正常的表现，叫做单纯性收缩期高血压，它属于高血压的一种，常见于老年患者，其危害不亚于一般性高血压。

● 单纯性收缩期高血压

所谓的单纯性收缩期高血压就是收缩压异常，而舒张压却正常。世界卫生组织规定，收缩压在 140mmHg 以上，舒张压在 90mmHg 以下就是单纯性收缩期高血压。收缩压在 140～149mmHg 之间，称为临界单纯收缩期高血压。血压受到其他疾病或因素影响，可能出现单纯性收缩期高血压，如动脉导管未闭、甲状腺功能亢进、重度贫血等情况会引起单纯性收缩期高血压，但这属于继发性单纯性收缩期高血压。单纯性收缩期高血压大多发生在老年人身上，所以又被称为老年性收缩期高血压，只有少部分发生在青年人身上。

老年单纯性收缩期高血压波动也和患者的体位变化有很大关系，如患者躺卧时血压较高，而坐着时血压会变低；睡眠状态时也会变低，而睡醒时血压又会变高。这可能是因为老年人调节体位变化的自主神经功能失调所导致的结果。另一方面，在季节变换时血压波动较大，主要表现在夏季时血压相对较低，而冬季时血压相对较高。

以往人们认为单纯性收缩期高血压时舒张压正常，就说明病情会比舒张压高时要轻，而且舒张压升高也说明血管弹性不好。事实上，单纯性收缩期高血压老年患者更容易出现心脑血管并发症，病死率更高。所以说，不能简单地以为单纯性收缩期高血压的危险性低。

发现单纯性收缩期高血压时，患者要积极采取应对措施。首先应该采取非药物治疗方法，调整好自己的生活状态，注意饮食和锻炼。如果非药物治疗没有效果，就要采取药物治疗，帮助降压。同时，患者还要注意检查心、脑、肾功能，当心药物的不良反应。

调养小贴士（二）

因为单纯性收缩期高血压而引起脑卒中的概率为 41.9%，心肌梗死概率为 32.5%，心力衰竭概率为 28.2%，肾功能不全概率为 57.3%，可见收缩性高血压并发症很多，要引起重视。

脉压差过大对健康有影响吗？

检查高血压时，只单纯地比较血压值，即收缩压和舒张压值的高低，并不能完全反应病情。要想准确了解病情，还要注意收缩压和舒张压之间的脉压差。

脉压差就是收缩压和舒张压之间的差值。正常人的脉压差在 40mmHg

左右，而高血压患者的脉压差会相应增大，低血压患者的脉压差则相对少一些。

● 脉压差增大的危害

脉压差增大血液回缩能力减弱，对身体造成危害。除了单纯性收缩期高血压外，有些老年人会出现舒张压降低，导致脉压差增大。舒张压降低主要和老年人身体退行性改变，瓣膜活动僵硬，关闭不严密，导致一部分血液在心脏舒张时从主动脉返回到心脏有关。由于脉压差较大，患者心脏搏动时全身都有一种波动的感觉，同时，由于脉压差增大，冠状动脉供血会减少，更容易出现心绞痛等情况。出现这些情况时，患者可以适当服用降压药来减少脉压差，或到医院就诊调整用药方案，采取其他方法防止脉压差过大对身体的伤害。

● 脉压差变小的危害

脉压差变大会对身体造成损害，脉压差变小同样如此。

如果周围血管的阻力不变，脉压差减小的主要原因就是心脏输血量减少。高血压患者因为周围动脉阻力增大，心脏需要加强收缩力才能克服阻力，血流才能保持正常，但是长时间如此，心肌便会变得肥厚，其代偿功能也会逐渐降低，最终导致血液流量减少，脉压差也随之减少。

内分泌和体液也会影响心脏收缩力，使脉压差减小。比如饮食中摄入钠盐过多，很容易导致水分在体内潴留，导致血容量增加，也会使心脏负荷加重而搏血功能减弱；女性更年期雌激素分泌水平失常、肾素分泌紊乱等都可能对心功能造成不利影响。血液黏稠度增加，也会增加血液流动的困难，会使心脏搏血量减少。

脉压差小的患者感觉很难受，这是因为脉压差小导致各个器官的供血量不足，患者会出现头晕、胸闷等症状，还可能出现虚弱无力等不适。

很多原因都可能使脉压差降低，所以要辨明原因，做针对性处理。如血压不高却有水肿的中老年女性患者要使用适量的利尿药，或者小量雌激素；对于血液黏稠度较高的患者要针对性地使用降血脂和抗凝血的药物；降压药也可以适当用一些，但是要避免使用降低收缩压作用较强的药物，否则会加重脉压差小的症状。

药物治疗高血压的原则

运用药物治疗和干预是应对高血压的主要方式，但高血压患者病情因人而异，所以选择药物治疗时一定要掌握好方法，遵守基本用药原则。

用西药治疗时，药物需要进入人体发挥作用，而药物进入人体之后有一部分会发挥药理作用，但也会有一部分药物会对人体器官造成伤害。只有掌握了正确方法，才能在最低不良反应的前提下改善病情。

● 掌握用药基本原则

近年来，治疗高血压的药物越来越多，患者可以选择的范围也越来越广，但"是药三分毒"这个事实谁也改变不了，所以用药时还要谨慎对待。

1. 根据自己的情况用药。每个患者的病情都会因为年龄、性别、身体状态等各个方面的因素而有所差异，所以使用降压药时就会有不同的反应，而要想降压药取到最好的效果，就要考虑到患者个体病情的特征，有针对性地选择药物。

2. 药物服用方法越简单越好。比如能用长效降压药就不用短效药物，这样既可以减少服药次数，达到长时间控制血压稳定的效果，也能减少因多次服药造成的血压波动，能取得更好的治疗效果。

3. 选择药物时应该逐渐增减量。不管是增加药物剂量还是减少，都应该把握循序渐进的原则，特别是在增加药物种类或剂量时更应注意。一方面为了减少药物对人体的伤害，另一方面为了防止患者对药物有类似过敏的反应，一开始少量服用可以减少伤害。但是如果病情严重，要用到大剂量的药物，可以酌情放松标准。

4. 药物选择选好选对。人们一般会认为只要是贵的就是好的，但是高血压治疗需要一个漫长的过程，盲目选择贵的药物只会加重经济分担，而选择有一定效果且价格低廉的药物能减少经济负担。

5. 如果患者还有其他疾病，在选择药物时还要考虑药物对其他病情的影响，最好能选择对两种疾病都有治疗效果的药物。

6. 降压药不仅要看药物的降压作用，还要看其能否减少或逆转并发症的

发生。

● 明确药物治疗目的

治疗疾病使用药物都想要达到治疗目的，而治疗高血压时服用药物却不仅仅是要取得降血压目的那么简单。

1. 服用降压药的首要目的是要将血压降下来。只有将血压降下来，才不会让高血压继续对身体造成伤害，影响其他器官的健康。

2. 防止心、脑、肾等器官出现严重的并发症。如果服用一段时间的降压药之后，患者出现严重并发症，说明服用降压药没有取得理想效果。

调养小贴士

服用降压药是为了降低心血管疾病的发病风险，防止病情向更严重的程度发展，可降压药的不良反应可能会诱发其他疾病，所以患者服药时一定要明白其不良反应。服用药物时出现不良反应要及时处理。

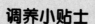

治疗高血压的常见药物

药物治疗是高血压的基本治疗方法，各种降压药物有各自的药理特点，临床上需要根据患者的具体情况和高血压分期及有无并发症、夹杂症等危险因素，合理而科学地选药，才能够起到预期的降压效果。

药物治疗高血压需遵循一定的原则，包括药物的选择和使用原则，因此，先要认识治疗高血压的常见药物以及使用方法。

● 高血压治疗药物类别

降压药主要分为六大类，包括利尿药、β受体阻滞药、转换酶抑制药、钙拮抗药、α受体阻滞药和血管紧张素Ⅱ受体拮抗药，都适用于初始降压治疗。

各类降压药单药治疗在推荐的剂量和足够的疗程降压程度相似，经安慰剂校正，收缩压和舒张压下降 $4\%\sim8\%$。部分患者需要联合治疗才能达到血压控制目标制，收缩压和舒张压下降 $8\%\sim15\%$。

● 降压药物联合治疗配伍

联合用药可以用两种或多种降压药，每种药物的剂量不大，药物的治疗作用应有协同或是相加的效果，其不良作用可以相互抵消或至少不重叠或相加。联合用药时所用的药物种类不宜过多，过多会有复杂的药物相互作用。因此药物的配伍应该有其药理学基础才能保证安全。比较合理的配伍方式如下。

1. 血管紧张素转换酶抑制剂＋利尿药

利尿药可以激活肾素-血管紧张素系统，从而使血管紧张素转换酶抑制剂的作用更加明显。血管紧张素转换酶抑制剂有轻度升高血钾的作用与利尿药的排钾作用正好相互抵消，特别适用于高血压和心力衰竭者。

2. 钙离子拮抗剂＋β-受体阻滞剂

钙离子拮抗剂和 β-受体阻滞剂联用时降压作用相加，钙离子拮抗剂容易导致心跳加速，这一点正好和 β-受体阻滞剂减慢心率的作用相互抵消。

3. 血管紧张素转换酶抑制剂＋钙离子拮抗剂

在扩张血管方面，钙离子拮抗剂直接扩张小动脉，而血管紧张素转换酶抑制剂可以同时扩张动脉和静脉，所以两种药有协同降压的作用。

4. 利尿药＋β-受体阻滞剂

两种药物同是基础降压药物，当利尿药和 β-受体阻滞剂合用时，可以使两种药剂量减少，而降压作用不减，不良反应明显降低。

● 抵制住广告的不良诱惑

高血压受多种因素影响而发病，病因极为复杂。到目前为止，从医学的角度上来看，高血压是不可能治愈的，患者需要终生服药。

有患者花费了数千元买来的标榜着"40 多种中药提炼而成"治疗高血压的中药，广告所说的是通过三个疗程的治疗可以使高血压患者不用终生服药，但结果发现血压并没有降低。虽然短期之内服药血压有所下降，头晕、心慌等症状也有所改善，但是长期来看，并不能使高血压得到彻底治愈。临床研究发现，轻度高血压病患者服用不含药效成分的"药丸"，也同样能使 40% 左右的

患者血压下降，症状得到改善。所以，即使血压短期内能下降，也不能归功于这种特效药。建议高血压患者耐心细致对待自己的疾病，树立长期服药、平稳降压必有好处的观念，不要轻易相信广告，要对症下药。

调养小贴士

　　由于降压药很快就会被排出体外，在人体中滞留时间不是很长，这就需要不断补充药物以维持一定的浓度，使血压维持在正常水平。

 药物不良反应要警惕

　　高血压患者往往需要长期接受药物治疗，降压药在治病的同时也会给患者带来一些不良反应，一旦出现不良反应要提高警惕，及时减药或换药。

　　无论使用哪一种降压药，都会在不同程度上让患者产生不良反应，而且每个患者的体质也不同，对药物的适应性有所差别，了解降压药可能引起的不良症状，就能更好地采取应对措施。

● 利尿剂的不良反应

　　利尿剂的一个不良反应就是使患者出现低钾血症，当然弱利尿剂对钾离子浓度的影响要小得多；还能升高血液中胆固醇、三酰甘油的水平，所以患者使用利尿剂应该坚持"能少则少"的原则。长期使用利尿剂，患者可能出现食欲下降、呕吐、腹泻、乏力等症状。

● 钙离子拮抗剂的不良反应

　　钙离子拮抗剂是使用比较普遍的降压药，尤其是中等程度以上的高血压患者。但是这种降压药也会引起很多不良反应，很多患者会因为服用钙离子拮抗剂而出现黏膜充血、头痛、消化不良、心悸、失眠等不良反应，还有可能引起下肢水肿，甚至有的患者会出现皮肤瘙痒、肌肉痉挛等情况。所以，患者在使用这类药物时要注意自己是不是也有类似的情况，轻度症状在短时间内会逐渐消失，如果症状严重，患者就要考虑是否需要更换降压药了。

● 血管紧张素转换酶抑制剂

使用这类降压药的患者可能出现咳嗽；也可能发生血管神经型水肿，刺激肠道产生恶心、呕吐、便秘及皮肤病变等情况；有的患者会出现白细胞减少，易发生感染等情况；有心力衰竭的患者用药后会出现心悸、胸痛等情况；体质过敏的患者则会出现吞咽困难、声音改变等症状。

● 血管紧张素Ⅱ受体拮抗剂

使用血管紧张素Ⅱ受体拮抗剂用量比较大时，患者会出现头晕、头痛之类的症状，有的患者会出现血管神经性水肿。

● α-受体阻滞剂的不良反应

使用α-受体阻滞剂会导致患者出现体位性低血压，还会出现心悸、头疼、乏力等症状。

● β-受体阻滞剂的不良反应

高血压患者使用β-受体阻滞剂会造成心动过缓的现象，所以心脏功能受损的患者用这种药物时一定要慎重；引起支气管痉挛，有支气管炎的患者禁用；降低高密度脂蛋白水平，所以有血脂异常情况的患者也要慎用。这类降压药的不良反应较多，使用时需谨慎。

调养小贴士

患者使用降压药时一定要考虑自己的病情，如果有肾脏受损等并发症，就不能使用对肾功能有损的药物。用降压药期间，应该定期到医院咨询和检查，以期获得更好的治疗效果。

继发性高血压的"幕后黑手"(一)——肾性高血压

继发性高血压根据诱发因素可分为很多种，其中一种是肾性高血压，它的病灶和危害与原发性高血压相似，很容易误诊，因此要高度注意。

肾性高血压主要是由于肾脏实质性病变与肾动脉病变引起的血压升高。相信不少人想要知道这种高血压的病因，那么我们下面就来分析一下。

● 肾性高血压的病因和治疗

1. 肾素依赖性高血压的病因：肾素-血管紧张素-醛固酮升高导致肾动脉狭窄和肾实质性高血压。利尿、脱水不但不能控制这类高血压，相反因利尿、脱水后肾血流量的下降导致肾素分泌增加，导致血压增高。应用血管紧张素拮抗剂可以使此型高血压急剧下降，说明肾素-血管紧张素系统在这类高血压的发病机制中起主要作用。

2. 容量依赖性高血压的病因：占有90%以上的肾实质性高血压是由于水钠潴留和血容量扩张所致。当肾实质性病变使肾脏失去排泄饮食中所含的适量水、盐时，就会造成水、钠在体内滞留，进而导致血容量过多进而引起高血压。只要存在轻度的肾功能不全就可能导致血压升高。这类患者体内的血浆肾素和血管紧张素Ⅱ水平通常较低。其高血压可通过限制水、盐的摄入量或通过透析除去体内过多的水、盐达到降压目的。

● 高血压和肾脏的关系

高血压和肾脏关系密切，高血压能够引起肾脏损伤，而很多肾脏疾病也很容易出现高血压。高血压和肾脏病相互影响，相互因果，两者间容易形成恶性循环。

在轻、中度原发性高血压病程早期相当一段时间之内，由于肾脏自身调节作用，并不出现肾脏结构和功能上的改变，只有当肾脏自身调节功能减退，出现高钠负荷和急性容量扩张等病理状态，经历一定时间之后，才会逐渐出现肾小管损伤以及功能损伤。

病情持续稳定的发展，5～10年后出现轻至中度肾动脉硬化，继而导致肾单位缺血、萎缩，出现肾功能不全。其病情进展一般非常缓慢，随着年龄的增长，患病率会越来越高。

另一方面，很多肾脏疾病本身也可以导致高血压。高血压是很多肾脏疾病伴随的重要表现，随着肾脏疾病的好转，肾脏结构和功能的恢复，升高的血压又能恢复到正常水平。

调养小贴士

肾脏是血压调节的重要器官，又是高血压损害的主要靶器官。高血压一旦对肾脏造成损害，肾脏对体液的平衡调节作用和血管活性物质等代谢就会产生障碍，从而加剧高血压的严重程度。不管是哪种病因导致了肾脏损害，控制肾脏病变的持续发展对控制高血压有关键作用。

继发性高血压的"幕后黑手"（二）——内分泌性高血压

喜怒哀乐的情绪状态会影响人体器官的功能，焦虑、抑郁等负面情绪会导致神经内分泌功能失调，从而导致血压升高，这就叫做内分泌性高血压。这也是继发性高血压的一种。

由于内分泌腺疾病所引起的血压偏高症状，医学上称为内分泌性高血压。常见的内分泌性高血压有库欣综合征（皮质醇增多症）、原发性醛固醇增多症、嗜铬细胞瘤。无论什么疾病，只要清楚地认识病因，都能很好地控制和治疗，内分泌性高血压也是如此。

● 内分泌性高血压病因

常见的继发性内分泌疾病有库欣综合征（皮质醇增多症）、嗜铬细胞瘤、原发性醛固酮增多症、肾上腺性变态综合征、甲状腺功能亢进、甲状腺功能减退、甲状旁腺功能亢进、腺垂体功能亢进、绝经期综合征等。及时确诊能够有效提高治愈率或是阻止病情的发展。

● 内分泌性高血压的两种常见类别

内分泌性高血压属于继发性高血压，因为某种内分泌腺体分泌过多而导致血压升高，如嗜铬细胞瘤和原发性醛固酮增多症。

1. 嗜铬细胞瘤起源于肾脏上方的肾上腺髓质、交感神经节或其他嗜铬组织，多为良性，约10％为恶性。由于瘤细胞分泌大量儿茶酚胺，引起血压升高，发作时可表现为剧烈头痛、面色苍白、大汗淋漓、心前区痛、焦虑、恐惧、心律不齐；发作停止时，则全身无力、精神萎靡。大多数患者表现为血压阵发性升高，持续数分钟甚至数小时，也有长达 24 小时者。随后血压下降，如此反复发作，可一天多次，有的表现为血压升高持续不降，有的表现为高血压与低血压或休克交替发作。

2. 原发性醛固酮增多症患者的肾上腺皮质存在肿瘤或增生，瘤细胞分泌大量醛固酮，排钾潴钠，导致血压升高，血钾降低。发作时肌肉无力，重者四肢不能动弹，呼吸困难，指端麻木，手足抽搐，口渴多尿、夜尿增多。只要及时诊断，将肿瘤或增生组织切除，血压即可恢复。

● 药物会诱发内分泌性高血压

1. 激素类药物：如强的松、地塞米松等。这些药物都能够使循环血量增加，最终导致高血压；甲状腺激素类药物则能兴奋神经系统，导致血压进一步升高。

2. 止痛药物：如消炎痛、保泰松等，有效抑制前列腺素合成，使血管趋向于收缩而导致高血压。

3. 避孕药：能够使血管收缩，并且刺激肾上腺皮质激素释放而导致高血压。

4. 降压药：如常用的甲基多巴、胍乙啶等，如果吃了含有酪胺的食物例如干酪、动物的肝脏、巧克力等，血压会有很大程度的升高，而突然停用某些降压药物，同样会导致严重后果。

5. 其他药物：还有利他林及中药甘草等。

调养小贴士

　　不当的饮食习惯是高血压高发的主要原因之一，如长期过量摄入食盐，过量摄入肥肉和富含饱和脂肪酸的动物内脏，容易引起和加重高血压。因此，平时要养成良好的饮食习惯，通过健康的生活方式来打造健康的身体。

继发性高血压的"幕后黑手"（三）——血管性高血压

　　血管性高血压是继发性高血压的一种，因为症状类型与原发性高血压类似，因此极其容易误诊为原发性高血压，这一点不得不引起我们的重视。

　　继发性高血压的患病率较低，占高血压患者的 5％～10％。一旦确诊为继发性高血压，可以用手术、药物等方法治愈，如果按照原发性高血压治疗，不但会浪费药物，还会危害到患者的生命健康。

● 血管弹性弱者易患高血压

　　在高血压患病人群中，老年人占一大部分。老年人因为年龄的因素，味觉有所退化，因此在饮食上对饭菜的咸淡感觉不明显，再加上很多老人年轻时养成了口味偏重的习惯，因此喜欢吃一些含盐量较高的食物，这种现象导致体内钠含量过高。加上老年人体力下降活动量减少，容易出现腹部脂肪堆积，进而出现高血压。

　　老年人的交感神经比较活跃，血液中的肾上腺素水平较高，而血管弹性较弱，中枢和外围阻力调节系统都存在不同程度的障碍，导致血管内膜增厚、动脉粥样硬化，更加重了高血压的病情。老年人的肾脏功能也在衰退，肾脏皮质血流量降低，肾皮质和肾小球滤过率降低，重吸收、分泌、收缩功能均受损，排钠能力下降，容易导致钠滞留，这些因素都易导致血压增高。

● 血管性高血压

导致血压增高的血管病常见的有主动脉缩窄、大动脉炎和动脉粥样硬化等。主动脉缩窄患者的上肢血压明显升高，而下肢血压低，甚至没有血压。大动脉炎多见于女性，因为其常累及身体一侧的动脉，测血压时可发现两侧血压明显不同，多数为一侧异常升高，另一侧降低甚至测不出。大动脉炎也会累及肾动脉，导致肾动脉狭窄。老年人常见的动脉粥样硬化也会引起上下肢血压明显不同。

● 肾血管性高血压

由一侧或双侧肾动脉主干或大分支狭窄导致肾实质部分或广泛缺血性所致高血压，较多为激进型高血压。常见的有多发性大动脉炎、先天性纤维肌发育不良和肾动脉粥样斑块。

1. 多发性大动脉炎

多见于女性，病程比较短，但是进展很快，血压常重度升高伴眼底改变，上腹部可闻及血管杂音，可能是肾动脉主干狭窄所导致。有明显多发性病变时，常会在颈、胸、背和下腹部闻及血管杂音，为代偿性侧支循环开放所致。

2. 肾动脉粥样硬化

多见于 50 岁男性，对高血压患者伴有长期高脂血症或糖尿病，近年来血压突然升高难以控制者应该考虑此病。做放射性核素肾血流、肾图或静脉肾盂造影，必要时进行 DSA 检查。

调养小贴士

如果儿童或青少年患重度高血压，常会伴有糖尿病血浆肾素活性升高和继发性醛固酮增多症。一旦出现这些症状，必然加大疾病的治疗难度，妨碍孩子健康成长，所以要早发现早治疗。

继发性高血压的"幕后黑手"(四)——妊娠期高血压

妊娠期高血压是妇女妊娠期间所特有的一种疾病，主要出现在妊娠 20 周后，患者会出现高血压、水肿、昏迷等情况，由于妊娠的特殊性，会增加患者以及胎儿的危险性。

受胎儿的影响，妊娠期间女性的体质会变弱，更容易患上各种疾病，受到各种疾病的侵害，如果这时患上了妊娠期高血压，就更要照顾周到。

● 妊娠期高血压造成的伤害

1. 对母体的影响：患有妊娠期高血压的妇女容易出现胎盘早剥、心力衰竭、凝血功能障碍及产后血液循环障碍等症状，严重者可能因为这些原因而死亡。

2. 对胎儿的影响：当然，孕妇的病情越重，对胎儿的影响就会越大。患有重度妊娠期高血压的患者比较容易出现早产、死胎、新生儿窒息等情况。

● 易患妊娠期高血压的人群

容易患上妊娠期高血压的人很多，如初产年龄太低或者太高的产妇；体型矮胖的产妇；妊娠期间营养不良，特别是有严重贫血的情况；患有原发性高血压、糖尿病的患者有较高的发病率，而且病情会更加复杂；孕有双胞胎、羊水比较多的孕妇也有较高的发病率；有家族史的孕妇也有很高的发病率。

● 预防妊娠期高血压的方法

1. 妊娠早期要测量一次血压，作为以后检查的参照。妊娠后期，尤其是 36 周以后，应该经常检查自己有无体重变化、蛋白尿等情况。

2. 妊娠期间，尤其是中晚期，要注意蛋白质、维生素、铁元素等营养的补充，防止出现低蛋白血症、贫血等情况，对预防妊娠期高血压有好处。

3. 如果病情较轻，要对孕妇的血压进行严密检测。如果到第 37 周时病情不见好转，要根据实际情况适时终止妊娠。

4. 如果妊娠期高血压病情比较严重，胎龄大于 37 周时就要及时终止妊娠；胎龄小于 35 周要促使胎肺成熟，然后终止妊娠。

● 合理饮食控制高血压

1. 饮食之"三高一低"。患者要坚持高蛋白、高钙、高钾和低钠的饮食要求，所以孕妇应该多吃一些鱼、肉、蛋、奶和新鲜的蔬菜，还要注意补充铁元素，防止贫血；每日食盐量要控制在 5 克以下。

2. 要注意补充稀有元素。调查显示，妊娠期间补充锌元素能降低妊娠期高血压的发病率；如果孕妇体内缺乏硒，妊娠期高血压的病情也会加重，通过补硒可减轻症状。

3. 限制热量的摄入。体重超标的孕妇容易患上妊娠期高血压，所以孕妇要注意热量的摄入，控制好体重。

调养小贴士

妊娠期高血压患者要注意控制脂肪的摄入量，饮食应该用植物油代替动物油，这不仅能为孕妈妈清除体内脂肪，还能为胎儿发育提供必需的脂肪酸。

 留心"白大褂高血压"

血压水平会随着情绪状态而改变，当人处于紧张亢奋状态时血压往往高于正常水平。这就是人们平时血压正常，到医院接受检查时却血压偏高的原因之一。这样的现象被称作"white coat effect"，也就是白大褂效应。无论是医生还是患者都要注意这种效应，避免误诊。

调查发现有高达三分之一的高血压患者，在就诊时经历了"白大褂效应"，这就会让医生很难判断患者的真实情况，也就无法及时对症医治。所以，现在就让我们一起认识神奇的"白大褂效应"吧。

● 什么是"白大褂效应"

白大褂效应是指到医院就诊的患者平时并无高血压，而到医院测血压偏高。可用 24 小时监测血压参考心电图以及其他诊疗情况进行综合分析，以正确判断患者是否患有高血压。一般测量血压时紧张和焦虑等情绪是引起血压升高的原因，需要引起医生和患者的高度重视。如果患者仅仅在门诊医生诊病时血压明显升高，不能诊断为高血压。这种患者如果根据门诊测得的血压而服用降压药物，将会产生不能耐受的不良反应甚至低血压。所以不主张采用药物治疗降低这种仅仅在门诊检测时血压升高的情况。

● "白大褂高血压"多见于女性

如果患者在医院测量的血压总是升高，但是医生检查不到血压升高带来的器官损害的证据，那么，就应该怀疑为白大褂高血压。用动态血压和家庭自测血压发现这些人常处于正常血压水平，就可以明确白大褂高血压的诊断。

白大褂高血压更多见于女性，主要和就诊时紧张有关系。白大褂高血压的心血管危险有一定程度的升高，未来发生高血压的概率也会升高。因此应该改善生活方式和严密随访，当持续性血压升高时要开始进行药物治疗。

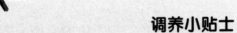

调养小贴士

对于"白大褂效应"，简而言之，就是因为情绪波动而影响血压值，特别是出现典型的血压偏高现象，误让医生将健康人当做高血压患者对待。要避免这种情况发生，患者在体检时只要保持稳定的情绪即可。

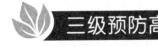

三级预防高血压

高血压的治疗难度大，对健康的危害大，但这并不是说我们对高血压就束手无策，只要坚持科学的治疗方法，可以有效地预防高血压的发生和发展。

高血压及其并发症是可以预防和控制的，但患者首先要提高自己的预防意识，不能被病情吓到，调节好自己的情绪，积极配合治疗，就能减少高血压带来的危害。下面所要讲的三级预防就是预防高血压的有效方法。

1. 高血压的 I 级预防措施

I 级预防主要是通过宣传教育等方式让民众对高血压有一个认识，提高大家预防高血压的意识，让大家远离高血压的不利因素。对高血压最好能做到早预防、早发现、早治疗，如果预防措施得当，就能减少高血压的发病率。

研究表明，健康的生活方式能使高血压的发病率减少 50% 以上，冠心病和脑卒中的发病率更能减少 75%。所以说，健康的生活方式对高血压的预防很重要。

2. 高血压的 II 级预防措施

II 级预防主要是针对已经患病但病情还不严重的患者，帮助患者做到早发现、早治疗，使病情得到控制，防止病情进一步发展。

患者首先要做到的还是要有一个健康的生活方式，才不会让病情受到一些不利因素的干扰；要及时发现高血压，这就要患者平时细心留意，或者注意检测自己的血压；注意配合治疗，将血压控制在理想范围内，才不会让病情恶化；注意防范高血压的危险因素，避免刺激病情发展。患者平时应该注意检测血压，这不仅能帮助患者尽快发现病情，还能在治疗的时候更准确地掌握病情变化，进而更好地帮助治疗。

3. 高血压的 III 级预防措施

III 级预防措施主要是针对高血压中重度患者，主要目的就是防止并发症的发生，降低病死率，提高患者的生活质量。

高血压中重度患者往往伴有严重的心、脑、肾等并发症，如果不严格控制病情的发展，就会导致更多疾病的产生，患者的生命也会受到威胁。III 级预防需要患者在社区医生的配合下，发生危险情况时要积极跟医院取得联系，这样能减少各种并发症的病死率和致残率。

调养小贴士

科学的生活方式是预防高血压的重要方法，减少病死率和致残率。患者的每一个预防细节都可能对后期的治疗产生很大的影响，所以不要轻视。

女性特殊时期要提高警惕级别

女性因特殊的生理特征，预防高血压时也存在一些特殊性。当女性妊娠期患上高血压时，受到胎儿影响而易导致更严重的病情；处于更年期的女性患上高血压时也会受到情绪易变的影响，病情会更不稳定，所以女性高血压患者治疗需要下更多工夫。

女性一生会经历几个特殊的阶段，青春期、妊娠期、更年期等，而高血压病情又容易受到各种因素的干扰，所以女性高血压患者的治疗会存在更大的难度，更要做好预防工作。

● 对症治疗妊娠期高血压

女性患上妊娠高血压综合征一般是在妊娠 20 周或者产后 2 周的时间，它会威胁到母子的生命安全，所以要注意预防。

女性在孕期要做好保健工作，经常检测血压，产前还要注意检测体重和尿蛋白情况，如果出现多胎妊娠、羊水过多的情况，更要加强监控。在妊娠终末期服用阿司匹林能帮助减少妊娠期高血压的发病率。

● 恰当服用避孕药

性生活时，很多人往往为了获得更多的性快感而不愿意使用安全套，用口服避孕药来代替。但是服用口服避孕药会改变女性雌激素的分泌情况，同时也会使血压升高，长期服用容易增加女性患高血压的风险，为了自身健康，最好使用安全套来避孕。

● 更年期高血压的预防

年龄也是患上高血压的一个重要原因，年龄越大，患上高血压的可能性越大。而女性到了更年期，由于内分泌的改变，情绪又很容易受到影响，所以患上高血压的可能性就更大了，这时应该做好预防措施。

首先，要避免情绪上的波动。更年期时，女性的脾气会很容易烦躁，血压

很容易受到影响，所以女性在更年期时要避免紧张，注意保持平和的心态。

其次，要注意控制体重。人到中年，就要注意防止身体发福，避免体重超标，引起高血压。

再次，要注意饮食健康。现在生活水平好了，饮食中高脂肪、高胆固醇食物所占的分量多了，很容易引起肥胖，导致高血压，所以要注意科学饮食，注意各种营养素的平衡，多吃一些新鲜的蔬菜水果。

最后，要坚持锻炼。体育锻炼可以提高人体的免疫力和疾病抵抗力，帮助控制体重，降低高血压的发病率。

调养小贴士

妊娠期妇女要注意合理休息和饮食，进食富含蛋白质、维生素、铁、钙、镁、锌等营养素的食物；减少动物脂肪及盐的摄入，多吃蔬果，帮助消化；坚持左侧卧位以增加胎盘绒毛的血供；可以适当补钙，预防妊娠期高血压的发生。

女性打呼噜，当心高血压

或许在大家看来，打呼噜是一件小事，其实，它潜伏的危险可不小，打呼噜可能是鼻炎、肢端肥大症、甲状腺功能减退症、肥胖症、高血压、心脏病等疾病的表现或先兆，不容小觑，特别是女性更要引起高度重视。

女性经常会抱怨爱人晚上睡觉打呼噜，实际上，打呼噜并不是男人的专利，女人也会深受其困扰。研究表明，身材窈窕、无烟酒嗜好、生活正常的女性，一旦出现经常打呼噜的表现，那么，很有可能是高血压病和心脏病的先兆。数据表明，40%的中年男性和30%的中年女性，都有打呼噜的习惯。之所以会打呼噜，主要是空气供应不畅，进而导致呼吸道狭窄，脑部及身体供氧不足，睡眠质量深受影响。睡眠质量受影响，进而出现精神不振、注意力无法集中、工作效率不高等多种表现，身体健康也会受到危害。

打呼噜是一种普遍存在的睡眠现象，大多数人认为这是司空见惯的，不以为然，还有人把打呼噜看成睡得香的表现。其实打呼噜是健康的大敌，由于打呼噜使睡眠状态下呼吸反复暂停，造成大脑缺氧，形成低氧血症，而诱发高血压、心率失常、心肌梗死、心绞痛等病症。夜间呼吸暂停时间超过 120 秒容易发生猝死。

● 打呼噜的调理方法

1. 保持安静的睡眠环境：在安静的环境中入眠，不要开着电视或者听着音乐入眠。即使在嘈杂的环境下入眠，也要保证在进入沉睡状态的时候，排除一切干扰，这样才是缓解打呼噜的关键。

2. 增强体育锻炼，保持良好的生活习惯。

3. 避免烟酒嗜好：吸烟能引起呼吸道症状加重，饮酒则能加重打鼾、夜间呼吸紊乱及低氧血症。

4. 控制体重：对于肥胖者，要积极控制体重，加强运动。

5. 按时服药：打呼噜者多有血氧含量下降，常伴有高血压、心律紊乱、血液黏稠度增高、心脏负担加重等，所以要重视血压的监测，按时服用降压药物。

6. 睡前避免服用镇静、安眠药物，以免加重对呼吸中枢调节的抑制。

7. 采取侧卧位睡眠姿势，尤以右侧卧位为宜，避免在睡眠时舌、软腭、悬雍垂松弛后坠，加重上气道堵塞。

第二章

科学饮食调养高血压

高血压患者因为担心血压水平升高，平时总是严格忌口，即便面对很多美味佳肴、山珍海味也只能临食废箸。其实中医学一直讲"医食同源"，只要掌握一定的饮食规律和原则，选取合适的食材精心烹饪，食物就能发挥出药理作用，患者可以在保持健康的前提下品尝到各种美食，何乐而不为呢？

食物也有自己的"性格"

每一种食物都有它的"性格"，或寒、或温，也有它的味道，或苦、或酸，不同的食物会对人体产生不同的作用。中医"医食同源"的理念让食物有了治病的功能，因此可以用不同的食物进行食疗，在遵循一定原则的前提下治病防病。

饮食是治疗中很重要的部分，如果患者懂得根据食物不同的"性格"安排饮食，就能让食物的作用得到更好地发挥，如此一来就能取得更好的治疗效果。

● 食物的"四性" 和"五味"

1. 食物的"四性"之说

食物"四性"即温、热、寒、凉，主要根据食物作用于机体之后所产生的反应得出来的结果。一般来说，有助阳补气、温中散热功能，或者损阴助热功效的食物就属温热性，如韭菜、辣椒、羊肉等；有清热解毒、泻火、平肝功能，或者能损害人体阳气的食物，就属于寒凉性，如西瓜、苦瓜、蚌蛤等。不过有些食物的寒热性不明显，这就是平性食物。

2. 食物的"五味"之说

食物的"五味"即酸、甘、辛、苦、咸。五种不同的味道，对五脏有不同的作用。

酸：酸入肝。酸味食物可用于缓解止咳、泄泻、虚汗等症状，但是由感冒引起的咳嗽、急性肠炎引起的泄泻等症状要慎重使用。属于酸味的食物有番茄、山楂、乌梅、葡萄等。

甘：甘味食物能补中益气、止痛，可以用于治疗气虚，但是过量食用也会带来不良影响。甘味的食物比较多，如南瓜、茄子、土豆、菠菜、白菜等蔬菜，栗子、大枣、小麦及各种豆类和肉类等食物。

辛：辛味食物能帮助发散、行血，对治疗寒凝疼痛会有一定帮助，但是同时它也会伤津液，所以辛味食不可过量食用，如辣椒、葱、姜、韭菜、蒜等。

苦：苦味食物能清热解毒、泻火防燥，可用于治疗热症，但是苦味食物又

会败胃，所以脾胃虚弱者不宜多吃，如苦瓜、莲心、苦丁茶、菊花茶、金银花等。

咸：咸味食物能驱散郁结、补益阴血，常见的咸味食物有紫菜、海带、海参等。

● 食物选择要"对症"

1. "对症"病情

同一种疾病也会有寒热虚实之分，要坚持寒者热之，热者寒之，虚者补之，实者泻之的原则。如寒凉性质者可以服用姜、酒等食物；燥热性质者可以服用生梨、西瓜等食物；实性者则可服用山楂、陈皮、鸡内金等，以便通泻；身体发虚者则用当归、人参等补益。

2. "对症"性别

男女体质有差别，如女性因有经期、胎产等特殊情况，血气常有损，所以平时应该注意补血、补气。

调养小贴士

不同体质的人要选择不同食物，体质偏寒者应该选择葱、姜、蒜之类的热性食物，少吃生冷偏寒的食物；体质偏热者则应该吃一些寒凉性的食物，如绿豆、梨等；体胖者一般有痰湿症状，应该多吃清淡化痰的食物。

每日所需热量有讲究

高血压患者需要严格控制热量摄入，而人正常活动也需要一定热量支持，所以热量控制又不能过度。那么，高血压患者如何确定保障健康的热量呢？

摄入热量过多，无法消耗的部分就会被转化为脂肪形式储存起来，长此以往就会导致肥胖。肥胖是高血压的病因之一，若不加以控制，很可能诱发或加

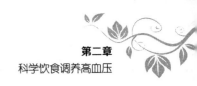

重高血压症状。

● 减少热量摄入的妙招

1. 喝牛奶时加点料。牛奶常用来补钙，而其中的热量也不少，但是如果在其中加入一些煮熟的绿豆，就能增加其营养成分，而且绿豆中所含的维生素和膳食纤维能中和热量，也能减少其他食物的摄入量，就相应减少了热量的摄入。

2. 饮料选择白开水。一般人们选择饮料时都会选择口感比较好的可乐、橙汁等饮料，但是这些饮料中大多都含有单糖，而单糖是很容易被人体吸收的能量成分，会使摄入的热量增加，对血压的稳定不利。而选择白开水就不会有这样的担忧，如果嫌味道淡，也可以加一些麦芽糊精，虽然其中也会含有热量，但是不会给身体造成负担。

3. 饭后吃甜点。吃甜食一般会使食欲大开，所以甜点一般要放在餐后，以免进食过多。

● 有效预防肥胖的妙招

与其等肥胖时费力气减肥，不如提前做好预防，防止肥胖发生，这样更能保证身体健康，防止疾病发生。具体应从以下四个方面做起。

1. 提高对肥胖的认识

很多人在生活中对自己的饮食很不在意，更坚定"能吃是福"的说法，很多时候都吃得很多，大鱼大肉毫无禁忌，认为这样才能有好的身体，结果往往导致发胖。这主要是对肥胖的危害不大了解。肥胖不论在哪个年龄段都会损害人体健康，大家要提高认识。

2. 选择清淡的饮食

好的身体不一定需要每天大鱼大肉地吃，只有科学地安排饮食，合理搭配营养才能让营养在机体中发挥应有的作用，而不是空有一身肉的虚好。日常饮食最好清淡一点，太油腻的食物吃多了也是对身体的一种损耗。

3. 加强运动锻炼

想要拥有好身体，一方面要注意科学饮食；另一方面要加强锻炼，这样才能将身体中多余的脂肪、能量转化成肌肉，才能使体形更健美。

4. 规律的生活

预防肥胖，规律生活少不了。每天的营养要合理，睡眠要有保障，身体活动要符合身体功能运转的需要，才能维持身体的健康。

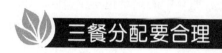

三餐分配要合理

高血压的治疗少不了调整饮食，患者需要知道自己什么能吃，什么不能吃，吃多少，才能更好地维持血压稳定，防止各种并发症的发生，否则只会让病情加重。

● 高血压患者的饮食安排

安排好一日三餐，搭配好各种营养的比例关系，就能避免因某种营养过剩或不足而对血压水平造成负面影响。

1. 坚持少量多餐原则。少量多餐就能避免一次性吃得过多，导致体内的热量过多，对血压造成影响，也可以防止患者出现饥饿的情况。食物应该以低热量的食物为主，没有痛风和肾病的患者可以吃一些大豆、花生等食物；食用油最好以植物油为主；多吃些纤维含量高的蔬果。

2. 限制食物摄入总量。吃得多必然会导致热量过多，而多余的热量在体内聚集会导致发胖，肥胖不仅是高血压的病因之一，也会增加心脏的负担。另一方面，吃得多也会有很强的饱腹感，会影响舒张压的调节，对高血压患者的病情非常不利。

3. 限钠添钾。高血压患者要注意限制钠盐的摄入，不仅是食盐，含有钠成分的调味品也要少吃，同时要适量地添加一些高钾食物，平衡体内的钠钾水平。

● 高血压患者的营养需求

1. 补充蛋白质。高血压患者没有伴发肾病，对蛋白质是不必限制的，而且适当地补充蛋白质对预防一些并发症很有好处，比如鱼类和大豆的蛋白质可以预防脑卒中。

2. 补充维生素。维生素在人体中发挥着很重要的作用，可以提高人体的免疫力和抗氧化作用，对缓解病情的发展有很大帮助，所以要注意补充。平时

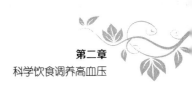

多吃一些蔬菜瓜果就可以满足日常对维生素的需要，必要时可以适当补充维生素 C 和维生素 B6。

3. 补充矿物质。多吃一些香蕉、海带、菠菜、核桃等含镁比较丰富的食物可以帮助预防高血压；而老年患者经常会有贫血的情况，可以吃些黑木耳、豌豆等食物，既可帮助降压，又能帮助补血。

4. 补充茶多酚。喝茶能帮助人体提高对维生素 C 的利用率，而且还能帮助排除体内的铬离子，补充一些人体所需的微量元素，所以高血压患者平时可以多喝茶，但是不要喝浓茶。

调养小贴士

正在服用治疗高血压药物的患者，要注意饮食营养和药物之间的关系，避免食物营养与药物成分发生冲突。比如使用单胺氧化酶抑制剂时不能进食含酪胺高的食物。另外，不能使用含有甘草成分的药物降压，否则会引起钠潴留。

 "食盐" 是把双刃剑

食盐是生活中最常用的调味剂，过多过少都对健康不利。日常生活中，"低盐"生活观念越来越被大众所提倡，高血压患者更应遵循这样的理念。

虽然盐是人体不能缺少的物质，但是如果长期摄入大量的食盐，会对健康造成很大伤害。如经常吃过咸的食物会加重心脏、肾脏、肝脏等脏器的负担，引起高血压、动脉硬化、水肿等。因此，为了身体健康，必须严格控制食盐摄入量。

● 高血压患者如何合理用盐

世界卫生组织推荐，健康人每天吃盐的总量不应该超过 6 克；糖尿病非高血压患者不超过 5 克；高血压患者不超过 3 克；糖尿病兼高血压患者不超过 2

克。每日膳食盐的总量应该包括做菜时加的盐，还有食物本身含的钠盐，后者占总钠盐的 70％～80％，前者占总钠量的 20％～30％。

健康人每天吃 6 克盐，炒菜放的盐分约有 4 克，再加上食物本身所含有的盐分约 2 克；高血压患者减半。高血压患者要注意一方面在炒菜时少放盐，另外减少高盐食物的摄入。

有一种高钾低钠盐，其特点主要是盐的主要成分为钾离子，将升高血压的"钠盐"变为平稳血压的"钾盐"。钾离子对心血管系统有保护作用，适量摄入富含钾的食物，对于控制血压有很重要的作用。

● 食盐与血压的密切联系

世界范围内关于盐和高血压的资料显示，摄入食盐量越多，血压水平越高，即尿钠离子排泄量或是盐的摄入量与高血压呈正相关。研究显示，我国高血压的发病率呈北高南低的趋势，这与北方人食盐的摄入量要多于南方有关。

高盐能促使血压升高，其原因主要有以下两点。

人体中的钾离子主要存在于细胞内液中，氯离子和钠离子主要存在于细胞外液中，正常情况之下能够达到平衡。但是当钠离子和氯离子增多时就会因为渗透压的改变而导致细胞外液增多，使得钠和水滞留，血容量增加，使心室充盈量和输出量、心血量增加，进而导致血压升高。食盐的主要成分是氯化钠，所以，过量摄入食盐会导致血压升高。

细胞内外钠离子浓度差的加大，细胞内的钠离子水平升高，出现细胞肿胀，容易导致血清管腔狭窄，外周阻力加大，使小动脉对血液中的缩血管物质，包括去甲肾上腺素、肾上腺素、血管紧张素等反应加强，引起小动脉痉挛，增强全身各处的细小动脉阻力，使血压上升。

调养小贴士

为了控制钠盐的摄入量，平时尽量少吃酱菜和腌制的食物，还可以使用无盐酱油代替食盐。改变"重口味"的习惯，摄入的钠盐量减少，血压水平即可得以很好的控制。

 油脂过量不可取

油脂是人体必需的营养物质之一，在人体中起很重要的作用。但也要注意，油脂会对人体造成很多负面影响，所以要控制油脂的摄入量，尤其是高血压患者，要尽可能少食用油脂。

油脂能够提供人体所需要的热量，并且能给人饱食感，延迟用餐时间；维持皮肤和毛发的完整，使皮肤充满光泽；保护人体脏器，提供所需的脂肪酸；促进脂溶性维生素和钙质在人体内的吸收和利用；促进胡萝卜素转变为维生素A，而维生素A是人体必需的营养素之一；植物油能降低血液胆固醇浓度，对于预防高血压、心血管疾病有很大的作用。

● 怎样用油才科学

科学用油首先要会选油，最好选用小包装的食用油，换品种吃。在选择时，要注意选择信誉好的厂家产品。玉米和花生这两种原料在加工过程中如果储存不当，很容易产生致癌的黄曲霉毒素，所以，选择食用油时一定要注意。

成年人每人每天摄取的油脂应低于25克，老年人、血脂紊乱者、肥胖者等的用油量更低。高血压患者在烹调食物时要改变烹饪习惯，尽量采取蒸、煮的方法，而不要采用煎、炸的方式。在烹调过程中还要注意降低油温，避免过氧化物和致癌物质的产生。

● 脂肪和血压的密切关系

研究发现，饱和脂肪酸和胆固醇与血压呈正相关。肥胖者体内过多的脂肪影响血压的自动调节作用。脂肪增加会导致精神紧张，促使血压升高。

通过饮食综合调理，当血脂升高时，单纯依靠药物治疗行不通，要以饮食调理作为辅助治疗。植物富含不饱和脂肪酸，而不饱和脂肪酸有降血压的作用。与之相反，动物脂肪中富含饱和脂肪酸，大量食用会增加患病率。所以，高血压患者要多吃富含不饱和脂肪酸的植物和鱼类，少吃或是不吃动物脂肪。

调养小贴士

花生油中含有 80% 以上的不饱和脂肪酸，其中含有油酸 41.2%，亚油酸 37.6%。花生油中所含的脂肪酸有益人体吸收，有益于高血压患者保持血脂、血压水平，所以，花生油是高血压患者的最好选择之一。

 # 补充水分很重要

水是促进人体新陈代谢重要的物质，多喝水有益身体健康。不过，高血压患者在饮水方面会受到一些限制，所以，要格外注意。

现在饮用水的种类很多，身体健康的人只需健康达标的水就可以，不过，高血压患者对水质有一定要求。

● 高血压患者对水的选择

高血压患者可以选择自来水或矿泉水，自来水和矿泉水中含有钙离子、镁离子等物质，又被称为是"硬水"，而纯净水和蒸馏水因其没有营养物质，被称为"软水"，高血压患者因病情的需要，应该多喝一些"硬水"。

1. 缺钙影响血压。缺钙时溶骨作用增强，骨钙从骨骼中溶入血液，导致血钙水平增高。而高血钙会打破细胞内外钙平衡，使钙离子进入细胞，影响细胞功能，当钙离子进入血管平滑肌细胞时，很容易出现痉挛，导致血压升高。同时，钙离子也会和胆固醇结合沉积在血管壁，诱发动脉硬化，引起各种严重的心脑血管疾病。研究证明，充足钙质能有效预防动脉硬化、降低血压，所以饮用钙离子含量较高的"硬水"有助于健康。

2. 镁是人体中重要的阳离子。如果缺少镁离子，神经兴奋度增高，血管张力随之增加，使血压升高。

所以说，饮用水中也需要有一些矿物质的存在，才对高血压的病情有利。而纯净水和蒸馏水，则少了这部分影响。

● 高血压患者的饮水方法

1. 清晨时最好喝一杯温开水。一夜睡眠后体内缺水，血液黏稠度升高，喝温开水促进血液循环，防止脑血栓和心肌梗死的发生。

2. 睡觉前不宜多喝水。高血压患者会伴有肾功能损害，所以，容易出现夜尿频繁现象，导致血液黏稠度升高，进而形成血栓，所以，睡觉前喝水或半夜补水，都会影响病症。

3. 增加饮水次数。高血压患者要增加饮水次数，减少每次的饮水量，为心脏减负。尤其是夏天，更要避免大量饮用冷饮。

● 适合高血压患者的饮品

对于高血压患者来说，最合适的饮品当数绿茶。绿茶中含有丰富的茶多酚，不仅有抗氧化作用，还有抗动脉硬化的作用。

不过，需要注意的是，茶中的咖啡因具有兴奋中枢神经的作用，如果太浓，会刺激大脑皮质兴奋，使脑血管收缩，容易造成危险。所以，高血压患者饮茶以淡为宜。

五谷杂粮保健康

高血压患者有很多饮食禁忌，高脂肪、高胆固醇食物一概要远离。而五谷杂粮是不错的选择，五谷杂粮有助于降血压，是高血压患者餐桌上的"良方"。

主食是餐桌上的重要组成部分，而现在很多主食在经过加工之后，营养价值大打折扣。不过，五谷杂粮少有加工的痕迹，经常吃有益于健康。

1. 玉米：玉米具有开胃、益肺、利胆等功效，富含多种维生素和蛋白质，而且富含不饱和脂肪酸，能抑制胆固醇吸收的亚油酸，对降低血压胆固醇、软化动脉血管有很好的作用，可以用于缓解高血压、高血脂、慢性肾炎等疾病。

2. 大豆：大豆脂肪含量丰富，高达20％，且以不饱和脂肪酸为主，适宜高血压患者食用。此外，大豆含有皂苷，具有抗炎、抗溃疡和降血脂等作用。

3. 荞麦、燕麦：两者都有降血压作用。荞麦中含丰富的维生素，是缓解心血管疾病的重要辅助良药；烟酸含量是小麦的3～4倍，具有降血脂的重要

作用。燕麦的作用和荞麦类似，都可以制作成粥食用。

4. 绿豆：将适量绿豆装入猪苦胆内，阴干研粉，每次 7～10 克，每天 2 次，有助于降血压，适用于有头晕、头痛等症状的高血压患者。

5. 马铃薯：马铃薯中富含膳食纤维，一个中等大小的马铃薯所含膳食纤维大约为 2 克，占人体每天膳食纤维需要量的 10% 左右。膳食纤维能增加人的饱腹感，可以减少其他食物的摄入量，能有效控制体重。马铃薯还富含钾元素，钾元素是人体必需的元素，同时也是防止高血压病情恶化的重要营养元素之一。

6. 黑芝麻：黑芝麻具有补肾、补益精血的功效，其中富含维生素 E，而维生素 E 是脂溶性抗氧化剂，能有效保护血管的脂膜结构，增强血管弹性，使血液正常循环，对维持血压稳定有好处。黑芝麻中还含有丰富的钙，也很容易被人体吸收利用，对降血压也有一定好处。

调养小贴士

有句话说"粗细搭配，好吃不累"，粗细粮搭配既能适时更换口味，又可从不同食物中摄取不同的营养，从而确保身体健康。

 ## 蔬菜纤维丰富助降压

高血压患者要忌食一些肉类，不过，可以多吃一些富含维生素和纤维素的蔬菜，这些食物不会对人体造成危害。

蔬菜种类繁多，每种蔬菜中所含的营养也各不相同，所以，选择单一种类蔬菜无法补全身体所需营养，要注意多样化选择。

1. 萝卜：有助于消滞化痰、软化血管、降低血脂，对预防冠心病和动脉硬化有一定帮助。可以和猪骨炖汤喝，味道清淡。

2. 海带：经常食用海带有降胆固醇的作用，所以，冠心病患者常吃海带有益于病情。海带可以和猪肉一起煲汤，也能制作成海带丝。

3. 西蓝花：西蓝花被称为"蔬菜之王"，不仅富含营养，还有降压和抗癌作用。

4. 芹菜：有较强的降压效果，能有效防止高血压和动脉硬化。

5. 茼蒿：含有挥发性精油及胆碱，有补脑和降血压作用。

6. 竹笋：含糖量低，且脂肪含量低，延缓衰老的同时能降血压。

7. 冬瓜：有助于患者排除体内多余的水分，减轻水钠潴留，有利于降血压。

8. 黑木耳：有降血压、消脂的作用，降血压的同时还能减缓动脉硬化，避免各种并发症。

9. 绿豆：不仅有降脂作用，更有降压作用。

10. 香菇：能调节人体新陈代谢，有降压作用。

11. 茄子：有较好的药用价值，经常食用能补充钾元素，帮助降血压。食用茄子能有效治疗高血压、脑出血、动脉粥样硬化等。

12. 洋葱：有杀菌、消炎、抗癌、降压等功效。洋葱中含有前列腺素，能直接作用于血管，使血管扩张，减少外周阻力，让血液流通更加顺畅；还对儿茶酚胺等有升压作用的物质有拮抗作用，防止血压升高。所以说洋葱是高血压患者的保健食品。

13. 蘑菇：蘑菇的味道鲜美，营养丰富，含有多种矿物质营养，还有丰富的蛋白质，能够补益脾胃、润燥，乏力、食欲不振的患者可以吃一些蘑菇，能够缓解症状。

水果美味不可少

很多水果有益人体健康，有些水果还有治病的作用，所以，高血压患者可以用水果来调节血压，那么哪些水果可以帮助调节血压呢？

1. 苹果：苹果具有很好的保健价值。人体中钠含量过多时，会引起高血压，也容易引起脑卒中，而苹果中富含钾元素，能够平衡人体中的钠，有效降低血压。钾离子也有保护血管的作用，对防止血管破裂有一定帮助。苹果皮有一定的收敛作用，将苹果皮晒干研末服用，对治疗慢性腹泻、高血压等疾病有一定效果。

2. 香蕉：香蕉中富含纤维，能促进消化，防止便秘，能有效减少便秘时

高血压发生的危险概率。香蕉中含有丰富的钾，对平衡人体中的钠有很好的作用。多吃香蕉能预防高血压和心脑血管疾病的发生。

3. 猕猴桃：猕猴桃被誉为"水果之王"，含有丰富的营养素，如含有丰富的精氨酸，有助于改善血液循环，防止血栓形成，能够降低冠心病、高血压的发病率。

4. 火龙果：火龙果中含有丰富的花青素，能增强血管弹性，对血管内壁有很好的保护作用，能起到降低血压的作用；有助于抑制炎症和过敏的发生。

5. 柠檬：柠檬是一种比较常见的水果，含有丰富的维生素 C 和维生素 P，能帮助增强血管弹性和韧性，对心脑血管疾病有预防和治疗作用。

6. 杨梅：杨梅有很好的降压效果。杨梅中含有苹果酸、琥珀酸等营养物质，如果高血压患者夜晚难以入睡，可以用陈皮和杨梅炖服，具有安神、降压的作用，帮助患者睡眠。

7. 山楂：山楂有很好的消食作用，能够帮助散瘀血、扩张血管、降低胆固醇，有很好的降压作用。

8. 大枣：大枣具有补益脾胃、养血安神的作用，还能有效降低胆固醇，滋补肝肾，减缓动脉硬化的进程。

9. 佛手瓜：佛手瓜中含多种人体所需的微量元素，能够扩张血管，具有降压、利尿作用，同时，可以帮助排除身体中多余的水分。

10. 西瓜：西瓜有利水生津作用，也能起到降血压的效果。用西瓜皮煎水服用也有相同的效果。

11. 草莓：草莓具有润肺生津、清热凉血的作用，对调理肠胃和治疗贫血等也有一定作用，还能帮助预防维生素 C 缺乏的症状，对缓解高血压引起的脑出血、动脉硬化等有很好的帮助。

 ## 肉类并非一无是处

肉的味道鲜美，很多人都喜欢吃肉，甚至希望每餐都有肉，但是肉吃多了会对身体造成不利影响。高血压患者血压不稳定，而肉类食物中大多含有脂肪，容易影响血压。那么，高血压患者该如何选择肉食呢？

高血压患者在饮食方面要特别注意，尤其是脂肪对血压的影响比较大，所以平时的饮食中也就不敢涉及肉类，多吃一些素食类食物，但有时，越是这样越是得不到好效果。其实，高血压患者并不是不能吃肉类食物。

● 高血压患者要适当吃肉

脂肪摄入太多会对高血压产生不利影响，不仅会使人发胖，增加血液循环负担，而且还会影响到心、肾等器官的功能。同时，脂肪附着在血管壁上会加快动脉硬化进程，所以，早期高血压患者要限制高脂肪和高胆固醇类食物的摄入量。

但是限制并不等于杜绝，正确的选择脂肪类食物不会影响病情。如去皮的鸡肉、瘦肉、兔肉和各种鱼类，这些食物脂肪和胆固醇含量较低，高血压患者是可以吃的。而其他类肉食含脂肪和胆固醇较多，最好少吃或不吃。

● 高血压患者不能多吃的肉食

饮食疗法是治疗高血压重要的一部分，但如果稍不注意就会引起血压波动。很多人喜欢吃肉，而肉食容易引起血压波动，所以，为了健康，最好了解哪些肉食是不能多吃的。

1. 高血压患者不能多吃肥肉。肥肉中富含脂肪，不利于血管健康，还容易诱发肥胖，让病情加重。

2. 高血压患者不能多吃狗肉。冬天吃狗肉有很好的滋补作用，不过，高血压患者食用要慎重，因为狗肉热性大、滋补性强，食用后会促进血液循环，使血压升高。

3. 高血压患者不能多吃羊肉。羊肉属热性食物，高血压患者不宜多食，否则会使病情加重。

4. 高血压患者不能多吃熏肉。熏肉中会添加很多盐分，而高血压患者必须限盐。

5. 高血压患者不能多吃鸡皮。鸡皮中的皮下脂肪比较多，所以高血压患者吃鸡肉时要注意将鸡皮去掉。

上述肉类并非完全禁忌，高血压患者偶尔少量食用对病情不会有太大影响，但切记不可过量食用。

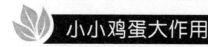 ## 小小鸡蛋大作用

鸡蛋营养丰富，富含蛋白质，鸡蛋蛋白质的氨基酸比例很适合人体的生理需要，易为机体吸收，利用率高达98%以上，营养价值很高，是人们餐桌上常吃的食物。鸡蛋有益心脏健康，有很好的降压作用。

● 鸡蛋的营养价值

鸡蛋的营养丰富，每100克鸡蛋含蛋白质12.8克，主要为卵白蛋白和卵球蛋白，其中含有人体必需的8种氨基酸；含脂肪11～15克，主要集中在蛋黄里，也极易被人体消化吸收，蛋黄中含有丰富的卵磷脂、固醇类以及钙、磷、铁、维生素A、维生素D及B族维生素。

● 鸡蛋的功效

1. 健脑益智：鸡蛋对神经系统和身体发育有很大的帮助，尤其是鸡蛋中所含的胆碱可改善记忆力。

2. 保护肝脏：鸡蛋中的蛋白质对肝脏损伤有修复作用，蛋黄中的卵磷脂可促进肝细胞再生；还可提高人体血浆蛋白量，增强机体的代谢功能和免疫功能。

3. 防治动脉硬化：鸡蛋中含有卵磷脂，可以帮助降低胆固醇含量，缓解高血脂，进而防治动脉硬化。

4. 预防癌症：根据对全世界人类癌症病死率分析，发现癌症的病死率与硒的摄入量成反比。而鸡蛋中含有丰富的硒元素，能够有效预防癌症。

5. 补铁补血：鸡蛋中还含有较丰富的铁，铁元素在人体起造血和在血中运输氧和营养物质的作用。如果铁质不足可导致缺铁性贫血，对健康非常不利。

鸡蛋含有人体需要的几乎所有的营养物质，被称作"理想的营养库"，营养学家称之为"完全蛋白质模式"。在此，为朋友们推荐两款美食。

1. 紫菜炒鸡蛋

做法：将紫菜发透，撕成丝，沥干水分；将鸡蛋磕入碗中打散，加入紫菜、盐，搅匀；将炒锅置武火上烧热，加入植物油，待油烧至六成热；加入鸡蛋，改用文火先将一面煎黄，再煎另一面，两面熟透即可食用。

2. 鸡蛋羹。

做法：鸡蛋打散，加入清水，鸡蛋液和清水的比例为 1：1.5；加一点儿盐；盖上保鲜膜，放入蒸锅，蒸 15 分钟；出锅后根据自己的喜好加入葱花、香油等调料即可。

增强免疫力的菌类家族

世界粮农组织和世界卫生组织提出，合理膳食结构应该为"一荤一素一菇"，其中的菇类是指食用菌。食用菌类含有丰富的蛋白质，维生素 B_1、维生素 B_2、烟酸和矿物质。其中，钾具有维持细胞内渗透压平衡，降低血压的作用。

菌类食物富含营养，并且味道鲜美，自古被称为上等佳肴，高蛋白、低脂肪，富含人体必要的氨基酸、矿物质、维生素和多糖等营养成分。经常食用菌类能很好地协调人体对其他食物的吸收、运转，增加营养的利用率。多吃一些菌类食物有助于抗衰老、降血脂、降血压。下面为大家介绍几种营养美味的菌类食物。

1. 蘑菇：高蛋白、低脂肪、低能量、高纤维素，适合儿童、青少年食用，同时也适合患有高血压、高血脂的中老年人。蘑菇含有一种抑制肿瘤生长的物质，有明显的抗癌作用，对肺癌、皮肤癌患者有益。

2. 香菇：含有丰富的钾、钙等，还含有核糖类物质。可以抑制肝脏合成胆固醇，促进血液循环，具有降血压、滋养皮肤作用，另外还有良好的抗癌作用和预防流感作用。

3. 金针菇：金针菇中赖氨酸的含量特别高，含锌量也较高，有促进儿童智力发育和健脑作用，被称为"益智菇"。金针菇能有效增强机体的生物活性，促进人体新陈代谢，有助于食物中各种营养素的吸收和利用，对生长发育有益。经常食用金针菇，能够预防肝病和胃肠溃疡。尤其适合高血压患者、肥胖者和中老年，因为金针菇是一种高钾低钠的食品。

4. 猴头菌：猴头菇所含的不饱和脂肪酸有助于血液循环，能够降低血液中胆固醇含量，是高血压和心血管疾病患者的理想食物。猴头菇能够提高人体免疫功能，对消化道肿瘤患者有很大的益处。猴头菌对消化不良、神经虚弱、身体虚弱等有一定疗效。

5. 竹荪：竹荪是减肥的代表性食用菌，对高血压和高血脂患者有好处。

6. 草菇：草菇的维生素C含量高，能够促进人体新陈代谢，提高机体免疫力，具有解毒作用，当铅、砷、苯进入人体时，可以与其结合，形成抗坏血元，随小便排出。草菇能够消食祛热，滋阴壮阳，增强乳汁，防治坏血病，促进伤口愈合，保肝健脾胃，是一种非常好的保健食品。

7. 平菇：平菇含有抗肿瘤细胞的多糖体，有助于提高机体免疫力，对肿瘤细胞有很强的抑制作用。常吃平菇还有助于降低血压和胆固醇，预防心血管疾病和肥胖症。平菇还有助于缓解植物神经紊乱，对妇女更年期综合征有辅助治疗作用。

8. 灵芝：灵芝属于菌类植物，含有多种营养成分，如灵芝多糖、多肽、多种氨基酸、生物碱、甾醇、香豆精、有机酸、葡萄糖及钙、钾、铜、铁、钠、镁、锌等矿物元素。灵芝对血压有双向调节作用，对稳定人体的正常血压状态具有重要意义。

调养小贴士

香菇中富含麦角脂醇，经过阳光的照射会转化为维生素D，因此干香菇中富含维生素D。维生素D能促进人体对钙的吸收，高血压患者容易引起缺钙，而缺钙又会引起或加重高血压。所以，多吃干香菇能避免高血压和缺钙处于恶性循环中。

鱼类食物来保健

鱼肉以其丰富的营养价值、鲜嫩细腻的口感，深受人们的喜爱。可是高血压患者饮食宜清淡，最好远离高脂肪、高胆固醇食物，不敢吃肉类食物，连鱼类也敬而远之。其实高血压患者可以吃鱼肉，挑选含胆固醇低的鱼类即可。

鱼类富含蛋白质，钙、钾等矿物质含量丰富，对防治高血压大有裨益。选对鱼类，用对方法，鱼类可以成为高血压患者调节血压的助手。

1. 金枪鱼：日本研究人员从金枪鱼中提取的金枪鱼肽，发现其具有降血压作用。血合肉是金枪鱼鱼肉边缘颜色暗红的部分，营养价值很高。不过，这部分的鱼肉颜色深、气味重，有些人可能适应不了。制作金枪鱼时，先将鱼清洗干净，放在盘子里，撒些盐腌制 10 分钟；将鱼放入锅中蒸 10 分钟；将葱、姜、蒜切成丝，放入盐水中浸泡一下，撒在蒸熟的鱼肉上；将油烧热，淋在鱼肉上即可食用。

2. 鲤鱼：鲤鱼肉中的脂肪多为不饱和脂肪酸，可以很好地帮助降低胆固醇水平，还能防治动脉硬化、冠心病。鲤鱼可以炖家常的鲤鱼汤，将鲤鱼洗净，沥干水分，撒少许盐腌制片刻；姜洗净，切片；将鱼放入锅中，两面稍煎；加入适量水，放入姜片，文火炖煮 1 小时。因为在腌制鱼肉时已经放了盐，在炖鱼汤时可以少放或不放盐，以免盐摄入量过多，导致血压升高。

3. 带鱼：虽然带鱼的脂肪含量高于普通鱼类，但其中的脂肪大部分是不饱和脂肪酸，具有降低胆固醇的作用。带鱼可以做红烧带鱼，将带鱼洗净，切成段，在带鱼表面切几刀便于入味，但要注意不要将鱼肉切断；在带鱼表面沾上少许干粉，放入油锅中煎至两面金黄捞出；锅中留少许底油，放入葱、姜、蒜烹出香味，放入煎好的鱼块，加入料酒、酱油、八角、花椒、白糖、盐等调料；加入适量水，大火烧开，转为文火炖 20 分钟左右即可。

带鱼虽然有降血压等好处，但也有一定的食用禁忌，患有疥疮、湿疹等皮肤病或皮肤过敏者不宜食用；癌症患者及红斑性狼疮患者不能吃。

调养小贴士

在所有鱼类食物当中，深海鱼是不错的选择，虽然脂肪含量高于一般鱼类，但多为不饱和脂肪酸，具有降低胆固醇等作用。深海鱼最好用清蒸的方式制作，少辣少盐。

每天一杯牛奶

调查显示，我国居民奶类摄入量明显不足，人均每天摄入 26.5 克，建议量为 100 克。随着健康意识的不断提高，越来越多的人意识到牛奶在慢性病预防中的重要作用。

● 牛奶的降压作用

1. 牛奶中含有乳清蛋白能够有效预防骨质疏松，并且具有降血压、降胆固醇和降血糖的功效。

2. 牛奶中含有寡肽，能够降低血管紧张素 I 转换酶的活力，因此可以防止血压升高。

3. 牛奶中富含平稳血压的钙，钙能减少钠盐对血压的影响。通常牛奶中的钙很容易被人体吸收，因为牛奶中含有酪蛋白能够将钙大量结合并且输送到消化道，帮助人体吸收钙质。

每天摄入乳制品的标准为 200 毫升，胆固醇偏高的人最好食用低脂肪牛奶。另外，酸奶、脱脂乳、酸味奶油、奶酪都有相同的功效。

● 乳酸菌有妙用

发酵食品中除了酸奶、奶酪、黄油等乳制品之外，还有在餐桌上经常见到的酱菜、大酱、酱油、辣白菜、红酒等，这些都是发酵制品，其中含有多种乳酸菌。

乳酸菌能吸收肠内的胆固醇，降低胆固醇含量并促进将其排出体外。血压较高会损害血管壁，多余的胆固醇从血管破损处进入血管壁内侧易引起动脉硬化。而高血压患者保持胆固醇值正常是预防脑卒中、心脏病等致命疾病发作的重要因素。

乳酸菌能保持肠内细菌平衡，协助肠胃蠕动。肠除了是消化吸收器官外，还是免疫器官，让肠内环境保持良好状态可预防免疫力低下。食用发酵食品时一定要注意含盐量，相较于大酱、酱油、酱菜等，食用乳制品更好。

植物蛋白宝库——豆类及豆制品

黄豆被称为"豆中之王"，味甘、性平，具有健脾宽中、润燥利水和活血解毒等作用。黄豆的营养成分比较全面，具有很高的营养价值，除了含有丰富的蛋白质和脂肪外，还含有丰富的卵磷脂、钙、铁、磷、维生素 B_1、维生素 B_2、维生素 E、维生素 A、叶酸、烟酸、大豆黄酮苷等营养物质。黄豆中，蛋白质含量为 5%～40%，500 克黄豆的蛋白质含量相当于 1000 克猪瘦肉或

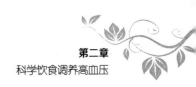

5500 克鸡蛋或 6000 毫升牛奶，因此黄豆有"植物肉"、"绿色牛乳"的称号。

黄豆中的脂肪含量为 15%～20%，以不饱和脂肪酸居多，不饱和脂肪酸有降低胆固醇、软化动脉血管等作用，因此，营养学家向高血压、冠心病、动脉粥样硬化等疾病患者推荐黄豆。黄豆中含有胰蛋白酶抑制素，会影响人体内胰蛋白酶的消化作用，所以整粒黄豆难以消化。经过加工的豆制品，破坏了这种物质，比较容易消化，因此建议高血压患者食用豆制品，如豆腐、豆浆、豆芽、豆腐干等。

豆制品具有很好的降脂功能，其中卵磷脂在人体内会形成胆碱，具有防止动脉硬化的效果。豆制品还含有丰富的膳食纤维和植物固醇，有利于降低胆固醇。冻豆腐由新鲜豆腐冷冻制成，所含营养物质包括蛋白质、脂肪、钙、磷等，并不会因为冷冻过程而流失，有些营养物质经过转变，对人体会更加有益。

豆腐中的酸性物质还可以吸收胃肠道的脂肪，经常吃豆腐有助于脂肪的排泄；富含的植物蛋白，可减少动物蛋白的摄入；丰富的膳食纤维，能够促进胃肠蠕动，一定程度上可以达到减肥的效果。另外，冻豆腐的孔隙可以吸附油脂，对肠胃有一定清洁作用。

调养小贴士

美国心脏学会年度科学会议发布的研究显示，每天摄入豆类食品可以降低中青年人群的血压。因为豆类食品中富含异黄酮，这种物质是豆奶、豆腐、绿茶以及花生中的一种关键化合物，具有诱发酶类增加的功效，该酶可以产生一氧化氮，促进血管扩张，降低血压。

适量干果促健康

高血压患者可以吃坚果吗？很多高血压患者对此持怀疑态度。其实，像花生、瓜子、杏仁、榛子等干果，能有效保护心血管，高血压患者可以适量食用。但是高血压患者不能多吃盐焗类干果，选择时一定要注意分辨。

　　干果的营养价值非常高，含有丰富的钾，能够帮助维持钠钾平衡，消除水肿。此外，还具有提高机体免疫力；防治缺铁性贫血；促进生长发育；调节脂肪代谢等作用。干果的营养价值虽高，脂肪含量也很惊人，所以应控制摄入干果的数量，以每天不超过 30 克为宜。不同干果的营养成分有所差异，作用也有所不同。

　　1. 松子：松子含有丰富的维生素 E 和铁，不仅可以减轻疲劳，还能延缓细胞老化、改善贫血等，有活络通血之效。松子还可以增加呼吸系统的防御能力，缓解咳嗽多痰等症状；缓解心血管疾病；促进神经的传递功能；促进血液循环；维护肠道健康；预防骨质疏松症等。

　　2. 花生：花生含有大量的碳水化合物、多种维生素以及卵磷脂和钙、铁等 20 多种矿物质，对记忆力有益，对老年人有滋养保健之功效。花生中不饱和脂肪酸含量达 70％以上，不仅可降低血胆固醇，而且对防止动脉粥样硬化和冠心病的发生均有效。花生容易霉变，霉变后会产生致癌力极强的黄曲霉毒素。所以晒干后放在低温、干燥的地方保存。

　　3. 核桃：核桃有润肺、补肾、壮阳、健肾等功效，是温补肺肾的理想滋补食品。核桃还能润血脉、黑胡须、让皮肤细腻光滑等。含有丰富的磷脂和赖氨酸，能有效补充营养、增强体力。核桃含有亚油酸和大量的维生素 E，可提高细胞的生长速度，减少皮肤病、动脉硬化、高血压、心脏病等疾病的发病率。

　　4. 腰果：作为四大干果之一的腰果，含有丰富的维生素 A、B 族维生素，对食欲不振、下肢水肿、夜盲症、干眼病、皮肤角化及多种炎症有显著功效，并能增强人体抗病能力、防治癌肿。腰果中的酒酸可预防动脉硬化、心血管疾病，亚麻油酸可预防心脏病、脑卒中。

　　5. 栗子：栗子为补肾强骨之果，胡萝卜素、维生素 C 含量丰富，有很好的预防癌症、降低胆固醇、防止血栓和预防病毒、细菌侵袭的作用。所含的不饱和脂肪酸与多种维生素可缓解动脉硬化、高血压、心脏病等心血管疾病，也是抗衰防老的营养食品。

　　6. 瓜子：瓜子能补脾益肠、止痢消痈、滋养秀发，所含的矿物质、维生素非常丰富，对高血脂、糖尿病、高血压、动脉硬化、冠心病有预防作用。

　　干果类食物中含有丰富的蛋白质、维生素及钙、钾等矿物质，还能补充不饱和脂肪酸，具有护心健脑功效，可以降低冠心病的发病率。但是盐焗类干果

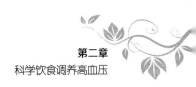

就不一样，它们虽然口感较好，但是其中含有大量"隐形盐"，吃多了容易导致盐摄入超标，不利于控制血压。

调养小贴士

花生还被称为长生果，中医学认为花生具有补肺润燥、健脾养胃的功能。花生属于高脂肪、高热能食品，所以要常吃，但是不宜多吃。花生中所含的油脂成分具有缓泻作用，需要大量胆汁来消化，所以，高血压患者如果有脾虚便溏等疾病不宜常吃花生。

需要特别补充营养素吗？

高血压患者很多时候需要补充一些营养素，尤其是长期服用降压药的患者，因为药物的不良反应，可能导致体内缺乏某种营养素，这时就需要补充相应营养。

降压药有很多种，每种降压药都会产生不同的效果，所以，在补充营养时要根据所使用的降压药判断可能缺乏哪种营养素，然后进行补充。

1. 注意补锌

高血压患者服用的降压药中含有依那普利和赖诺普利成分等，这些都是血管紧张素转化酶抑制剂，降压的同时还会结合体内的一部分锌，容易导致患者伤口难以愈合、前列腺疾病和性欲减退等问题。所以，患者在使用这类降压药时要注意补锌，防止类似情况发生。

2. 补充维生素 D

虽然高血压患者要防止胆固醇过高，但是人体在生成维生素 D 时需要胆固醇的参与，而服用他汀类药物时会起到抑制胆固醇的生成，也会妨碍维生素 D 的生成。所以，高血压患者应注意补充维生素 D，防止出现记忆力减退、疲劳等症状。

3. 补充维生素 B_1

有些降压药会影响人体对维生素的吸收，从而对身体造成伤害，比如利尿药的使用会影响维生素 B_1 的吸收，长期使用容易出现消化不良、疲劳等症状，所以服用这类药物时要注意吃些能补充维生素 B_1 的食物。

4. 补充钾元素

呋塞米、氢氯噻嗪等利尿药，不仅会影响钾元素吸收，还会促进其排出体外，导致患者体内钾元素缺乏，出现四肢无力、腹胀等症状，所以服用这类药时一定要注意检测体内的钾水平，平时也要多吃一些含钾高的食物，比如说香蕉、柠檬、红薯等。

5. 补充蛋白质

降压药会促进蛋白质分解，同时抑制体内合成蛋白质，很容易导致蛋白质缺乏，出现四肢无力、疲劳等症状，所以，平时要注意多吃一些蛋白质含量丰富的食物，如大豆、牛奶等。

6. 补铁

老年高血压患者容易出现血浆铁水平下降的情况。所以，平时要注意多吃一些能够补充铁元素的食物，如红肉、红枣、黑木耳等。

调养小贴士

如果患者患有高血压还服用阿司匹林、口服避孕药等药物时，还会导致维生素 C 缺乏，这时患者就要注意多吃一些水果，还不足就要补充一些维生素 C 制剂。

 喝茶也能助降压

高血压患者最重要的任务就是降血压，维持血压稳定，避免病情恶化，但由于影响血压的因素很多，光靠药物治疗是不够的，患者还要以其他办法配合。除了常规的饮食、运动疗法之外，适当地喝茶，也能起到降压效果。

虽然茶中有一定量的咖啡因，对兴奋神经和升高血压有一定作用，但是茶中含有能保护血管的维生素 C、维生素 P 等营养素，能帮助降低胆固醇含量，对治疗高血压有帮助。

● 了解常用的降压茶饮

1. 玉米须茶：玉米须具有一定降压作用，用它泡茶喝能起到降血压的作用，每天可以饮用数次。

2. 绿茶：绿茶比较常见，降压效果也很好。绿茶中富含茶多酚，有很强的抗氧化作用，能提高患者的抵抗力。喝茶还能调节患者的情绪，缓解压力。

3. 槐花茶：槐花具有收缩血管和止血的功效，将槐花晾干之后用开水泡饮，对治疗高血压很有好处，但是脾胃虚弱的患者要慎用。

4. 山楂茶：山楂能帮助消化，还能扩张血管，降低血压，对治疗高血压有很好的辅助作用。每天可以用 1～2 枚新鲜的山楂泡水饮用。

5. 首乌茶：首乌有降血脂的作用，帮助减少血栓形成，所以饮用首乌茶也能防止高血压病情恶化。可以取 20～30 克首乌，加水煎煮 30 分钟，晾凉之后饮用，每天一次，但舌苔厚腻的患者不宜饮用。

6. 决明子茶：决明子具有降血脂、降血压的作用，还能治疗高血压引起的头晕、视力下降等问题。可以取 15～20 克决明子泡水，每天饮用数次，但脾虚的患者不宜饮用。

7. 菊花茶：菊花茶具有清热解毒、平肝明目的作用，对治疗高血压和动脉硬化有一定作用。

● 服用降压茶的方法

降压茶品种比较多，在制作方法和饮用方法上有所区别。

1. 冲泡服用：这种方法主要针对花茶和叶类茶。这类茶可以放入瓷杯或者陶杯中，用沸水冲泡，然后加盖闷 10～15 分钟，趁热饮用。

2. 加水煎服：这种方法主要针对药茶，经煎煮才能浸出药效。这类药茶需要先将药物用水煎煮，然后取药汁饮用。

3. 调服：将药茶配方中的药物研成粉末，和其他的药物处方煎汤服用；或者将药物研成粉末和茶水调服。

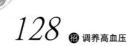

调养小贴士

饮用降压茶时也要注意：不能用发霉的茶叶或者药材制作药茶，要将药茶妥善保管；不能饮用隔夜的药茶，最好随泡随饮，当天饮完；冲泡或者煎煮的时间不能太长，避免茶叶和药材中的成分遭到破坏；饮用剂量也不能太大。

 体会酸味人生——醋的保健作用

醋是中国饮食中重要的一部分，有些饮食如果少了醋，就会缺少一种独特的味道。其实醋不仅是制作可口食物的重要材料，它也能给人体健康带来一些福利。

在中国古代，醋就被人们用来调味养生。在制作食物时，添加一些醋，会让食物别具风味。而且人们在发现了醋的养生功效之后，还将这种养生功效用在饮料上，开发出多种有保健功能的饮料。

● 醋，助消化的天然美食

有句古话说，"五味调和醋为先"，可见醋在烹饪中有很重要的地位。在战国时期，人们就用谷物酿醋，《本草纲目》中对醋养生也有相关记载。

研究发现，醋有很多功效。醋中含有多种氨基酸和有机酸，具有减肥、消毒杀菌、抗癌等作用。现代医学也认为，吃醋能起到软化血管、降低血压的作用。

醋中含有乙酸，它的酸度比胃酸弱，能够帮助调节胃酸的酸度，促进消化。中医认为，吃醋能"开胃养肝"，而且，醋散发出来的酸味能促进消化，增进食欲。

● 醋能调节饮食的酸碱度

要保证健康，就要注意饮食酸碱度平衡，这时醋就有了一个很重要的任

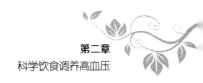

务，那就是调节饮食酸碱度。

现在，很多人容易患上"富贵病"，与饮食造成营养过度有关。这是因为，人们的生活变好了，饮食中鸡鸭鱼肉多了，而这些肉类食物大多属于酸性食物，进入人体之后就会产生酸性物质，长时间积累，就会导致血液中的酸性物质越来越多，破坏人体的酸碱平衡，形成酸性体质，进而诱发高血压、冠心病等疾病。

每当美味出现在面前时，人们很难控制自己的口腹之欲，那么，如何才能吃得更健康呢？醋虽然尝起来是酸的，却是一种碱性食物。所以，平常多吃一些醋帮助调节体内酸碱平衡，预防疾病发生。营养学家认为，弱碱性体质才是健康的体质。目前市场上也开发出多种醋饮料，如果不喜欢吃醋，也可以喝一些这类饮料，帮助平衡体内的酸碱度。

调养小贴士

有人很喜欢吃醋，但是在吃醋时却忘记注意一些细节，这样一来很容易形成一些健康隐患。比如，装醋的容器不能是铝制品或者上釉的陶制品，用这些器具装醋会产生对人体有害的重金属铅；长期喝醋会对牙齿造成腐蚀性伤害，所以喝醋之后要记得漱口。

外出就餐要注意

我国素有"民以食为天"的说法，生意在酒桌上谈，求人办事在酒桌上谈，合同要在酒桌上签，亲朋好友的聚会也少不了。生活中，我们免不了参加各种场合，外出就餐也难以避免，所以，为了保证健康，就餐时要多加注意。

对于高血压患者来说，"养"实际上要比"治"更为重要。许多临床经验证实，善"养"者，不但能够很好地控制血压，脑卒中等危险病症的发生率也会明显降低。

● 外出就餐原则

1. 适量为宜：外出就餐时切记不可吃得过饱，七八分饱即可，以免摄入过多热量和脂肪。同时，烹饪方式最好选择清蒸、炖、烫、煮等方式烹饪菜肴，少吃油炸、爆炒的菜色。

2. 少喝饮料：多喝茶或是开水，其次是果汁，但是不要选择钠含量高的果汁，如酸梅汁、杨桃汁、加盐番茄汁等；汽水、可乐等含糖量高的饮料不要多喝。

3. 多吃蔬菜：例如生菜、沙拉等菜色，要减少沙拉酱的用量，尽量挑选炒菜中的蔬菜食用。

4. 肥肉、食用外皮及油炸物外皮一定要除去之后再吃；勾芡类、羹类菜肴、汤品，只吃食物不要喝汤。

5. 所有的菜在入口之前，先在小碟子中沥干汤汁再吃，或是准备一杯温开水，将菜肴在温开水中洗涮过后，去除部分油脂、调味再吃。

6. 碎肉制品，例如肉丸、狮子头等，还有虾卷、火腿等加工制品，其中脂肪、钠含量较多，应该少吃。

7. 一般餐馆中所做的菜要比家里的口味重一些，盐含量较多。首先有酱料和榨菜的菜品，整体盐分偏多，如麻婆豆腐这道菜含盐量已经超过6克。

一般来讲，工作餐以盖饭为主，既节省时间又方便。但是盖饭中味道较重的菜肴比较多，并且米饭量也较多，所以，为了预防高血压及肥胖，吃盖饭也有讲究。就餐时将米饭量减半，并且控制热量较多的炸猪排等油炸食品。

 四季饮食来调养——春生

春天温度适宜，万物复苏，不过，对于高血压患者来说，春季天气转暖，血压很容易波动，主要表现为头痛、头晕、失眠等，严重时还会引起脑卒中。所以，专家认为高血压患者在春季除了在医生的指导之下用药之外，更要注意合理安排饮食。

人们经常说预防高血压是自我保健的一个永不落幕的主题，因为高血压是导致多种疾病的源头，如冠心病、脑卒中、肾病等。

● 春季饮食原则

1. 蔬菜水果是必备：每天吃一次水果和蔬菜可使脑卒中危险性下降 6％，一天吃 5～6 份水果和蔬菜可使脑卒中危险性下降 30％。柑橘、果汁、甘蓝菜、萝卜、芹菜、黄瓜、卷心菜以及绿叶蔬菜对心血管均有保护作用，可经常食用。多吃新鲜水果、蔬菜可以补充冬季所消耗的维生素和无机盐，同时可以满足春季越来越活跃的新陈代谢需要，更能提高免疫功能，增强对春季传染病的抗病能力。

2. 选择易消化的食物：春季天气由凉转暖，经过一冬的休眠，新陈代谢逐渐活跃，需要较多的能量供给。这时，选择易消化的食物可在补充能量的前提下，不过多增加胃肠的负担。

3. 补充优质蛋白质：冬季蛋白质消耗较大，机体对疾病的免疫力有所下降，因此，春季在膳食中适量添加含优质蛋白质的食物，如鸡、鱼、瘦猪肉等，能够活跃新陈代谢和免疫活性，增强物质基础，还能增强耐寒性、抗病能力。

● 降脂降压调养膳食

1. 降压茶：取野菊花、草决明各 12～15 克，开水浸泡代茶饮，用于降血压和血脂；也可用罗布麻叶 3～6 克，开水冲泡代茶饮用。

2. 凉拌三丝：将白萝卜 150 克、海带 150 克、芹菜 150 克洗净后切成粗细均匀的细丝，然后在沸水中余后迅速捞出，三丝混匀，加入适量食盐与作料即可食用。海带、芹菜、萝卜均有降血压作用，海带还能降血脂，白萝卜有助于消化，三者协同发挥抗衰老作用。

3. 黑木耳炖瘦肉：将黑木耳 10 克浸泡后洗净，瘦猪肉 250 克切成片，姜片 3 块、大枣 5 枚一起放入锅内，加水适量，文火煲煮，水量浓缩至原来的三分之一，加少许食盐与作料即可食用。长期食用对血脂、血压有辅助降低作用，对心脑血管有很好的保健作用。

4. 凉拌芹菜：芹菜 500 克，洗净，在沸水中烫煮 2～3 分钟，取出，其水代茶，芹菜切成寸许长，加入香干丝、盐、糖、味精、麻油拌匀食用。

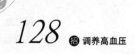

调养小贴士

高血压患者春季饮食要以"省酸增甘，以养脾气"为原则。中医认为，脾胃是后天之本，多吃银耳、牛奶、山药、黑木耳等食物能清肝养脾。还可以饮茵陈茶，采收茵陈幼苗，清洗晾干，每天取干茵陈少许、大枣2枚泡茶，经常饮用，能够软化血管，防止动脉硬化。

 ## 四季饮食来调养——夏长

夏天气温比较高，是高血压患者比较难熬的季节。想要安然渡过夏天，最好的方法就是通过饮食来调养。

● 饮食要注意卫生

到了夏季，高血压患者的饮食最好以易消化、少油腻的食物为主，而且，夏天的食物很容易发霉，所以，一定要仔细检查食物，不要食用变质的食物，以免发生食物中毒、急性肠胃炎等不适。

● 食物注重"两多"

对于高血压患者来说，夏季饮食主要以"两多"为主，所谓的"两多"就是多吃新鲜蔬菜水果、多吃动物蛋白。蔬菜类食物包括西红柿、芹菜、包心菜、黑木耳等，这些食物富含钾离子和柠檬酸，能有效降脂降压。说到蔬菜，不得不说西红柿，高血压患者在夏季可以多吃一些西红柿，要知道，西红柿有很好的降压作用。西红柿汁中富含维生素C，而且受有机酸保护，在烹饪过程中不易被破坏，有益于人体吸收、利用。所以，高血压患病者在夏季可以多吃西红柿，以此达到降压的效果。除此之外，西红柿还具有利尿、消肿的作用。

夏天，高血压患者可以适当多吃的水果包括西瓜、山楂、猕猴桃等，这些水果富含钾离子和维生素P，对血管弹性有很好的改善作用。

动物蛋白也能有效改善血管弹性，不但营养丰富，而且能促进吸收，如鱼、虾等动物蛋白，能防止动脉硬化，还可抗血栓。

● 注意补充水分

夏天天气热，人很容易出汗，人体中的水分会大量流失，而高血压患者平时又不能多吃盐，所以体内的水分更不容易保存。患者每天最好补充1500～2000毫升的水，但注意不要喝冷饮，因为会刺激血管收缩，引起血压升高。

 四季饮食来调养——秋收

血压有昼夜波动的规律，这是很多人都知道的事实，不过，也有很多人不知道，血压也有季节性变化。进入秋天，天气逐渐转凉，因为酷暑远离的食欲逐渐回归，不知不觉间就容易进食过量。

中医认为，根据不同的季节，要注意"天人相应"。那么，进入秋季，高血压患者在饮食方面要注意哪些问题呢？

1. 高血压患者应该多吃一些润燥、降压的食物。如冬瓜、萝卜、胡萝卜、茄子、土豆、藕、绿叶蔬菜及一些新鲜的水果等，这些食物中富含钾离子，可以有效防止钠离子对血压的升高作用，同时还有补中益气、生津润燥的功效。

2. 饮食应该少量多餐，避免过饱。高血压患者中有很多体型较胖，要尽量摄取低热量食物。建议每天进食主食150～250克，动物性蛋白和植物性蛋白各占50%，尽可能避免摄取甜食。

3. 可以适当食用高蛋白、低脂肪的鱼虾类、禽类和大豆类制品，不饱和脂肪酸和大豆磷脂不但有降压的作用，还有养生的作用。

4. 高血压患者要避免盲目进补。高血压者要以自身特点为依据，选择一些既营养又清淡的食物，如山药、莲子、银耳、芹菜、燕麦、百合等。

研究发现，深海鱼油和大豆卵磷脂相结合，能有效清洁血液、降脂、降压。如果在服用深海鱼油和大豆卵磷脂的同时服用一些液体钙、维生素C片和银杏软胶囊，能有效改善血管，促进血液循环，同时还有降压的作用。

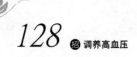

调养小贴士

很多地方，都有"贴秋膘"的说法，但这一做法并不适合高血压患者。高血压患者饮食应该以清补为主，所以，在选择食物方面一定要慎重，少吃油腻，多进补一些清淡的食物，对身体健康非常有好处。

 四季饮食来调养——冬藏

在寒冷的冬季，高血压患者不仅要注意保暖，经常测量血压，更要注重饮食，缓解因寒冷致血管收缩所引起的血压升高。

对于高血压患者来说，即便是寒冷的冬季，新鲜蔬菜、水果也不能缺少，其中，最为推崇的则是金橘。金橘中含有金橘苷、松柏苷、丁香苷、维生素P、维生素C、钾、镁、果胶、泛酸等丰富的营养物质，对高血压患者来说有很好的食疗作用。那么，金橘究竟如何对高血压产生作用呢？

● 金橘对高血压的作用

1. 软化血管：金橘富含的金橘苷能有效软化血管，而软化血管是降压的关键所在。如果血管变硬，弹性减弱，那么，血液循环也会因此受阻，最终导致血压上升。金橘中的维生素P，能增强血管弹性，对血管变窄、血液运行不畅有较好的防治作用。此外，金橘中富含的钾和镁也有很好的降压作用。

2. 舒缓疲劳：金橘中富含果胶，其散发的香味能让人精神放松，还能消除焦虑、压力，从而起到缓解疲劳的功效。

● 膳食改善高血压

1. 夏枯草煲猪肉：选取夏枯草 20 克，桑椹 20 克，牡蛎 20 克，瘦猪肉250 克，酱油、盐等调味料适量。夏枯草和牡蛎煎成汁液，猪肉切成小块，然后把煎汁和猪肉一起放入锅中，以文火煲汤，直到七成熟，加入桑椹、酱油、盐、糖等调料，继续烹煮直到肉烂熟，汁液收浓即可。此膳食有育阴潜阳、养血益精的功效，对眩晕耳鸣的老年高血压患者尤其有效。

2. 海参淡菜瘦肉汤：选取淡菜（又称海红）40 克，海参（鲜）100 克，瘦猪肉 200 克，海带（干品）10 克。先把淡菜洗干净，海参切成小段，猪肉切成小块，然后把泡发的海带洗净切丝备用；淡菜、猪肉放入锅中，加入清水，以武火炖煮，沸后改为文火，七成熟时加入海参、海带及盐，直到全部熟烂为止。此膳食有滋阴助阳、益肾润燥的功效，适用于头痛耳鸣、肢冷乏力的阴阳两虚患者。

3. 海蜇拌香芹：选取海蜇皮 100 克，芹菜 50 克，陈皮 3 克，半夏 6 克，适量盐、糖、麻油、醋备用。先把海蜇皮切丝；芹菜洗净焯水后切成丝；以陈皮、半夏煎汁浓缩至 30 毫升；把海蜇皮、芹菜盛到盘中，向其中放入浓缩好的煎液以及麻油、醋、盐、糖，搅拌均匀即可。此膳食有燥湿化痰、理气和中的作用，适用于有头晕头沉、体倦无力、四肢略肿、胸闷、痰多等病症的高血压患者。

调养小贴士

冬季气候比较寒冷，容易导致阴盛阳衰。人体受到寒冷侵袭后，机体的生理功能以及食欲都会发生变化。所以，合理调整饮食，不但能保证人体所需营养，同时还能提高人的耐寒能力及抵抗疾病的能力。

特殊人群饮食有讲究——老年高血压患者的饮食原则

随着年龄增长，人体素质会不断下降，身体器官的各项功能也会下降，这个时候高血压就会乘虚而入，所以，老年人高血压的患病率很高。对于老年高血压患者来说，饮食调养最合适不过，但是，要注意饮食调也有一定讲究。

老年人因为身体条件差，患上高血压后更容易发生危险，同时更容易患有并发症，所以，更要做好防护工作。

1. 控制热量和体重：肥胖是高血压的危险因素之一，而形成肥胖的原因是热量超标。身体内多余热量会转化为脂肪储存在皮下和身体各组织中，导致肥胖。有人认为超过正常体重25千克的肥胖患者，收缩压可以高于正常人10mmHg，舒张压高7mmHg。所以说，控制热能摄入，保持理想体重是防治高血压的重要措施之一。

2. 限盐：医学研究发现，食盐的摄入量和高血压的发病有很大关系，通常食盐销售量大的地区高血压的发病率显著升高。所以凡有轻度高血压或有高血压病家族史者，食盐摄入量最好控制在每日5克以下，对血压较高或合并心力衰竭者摄盐量更应严格限制，每日用盐量以1～2克为宜。

3. 控制膳食脂肪比例：食物脂肪的热量比保持在25％左右，最高不能超过30％。脂肪的质量比其数量有更重要的意义。动物性脂肪含饱和脂肪酸高，可升高胆固醇，导致血栓形成，使高血压、脑卒中的发病率增加；而植物性油脂含不饱和脂肪酸较高，能延长血小板凝集时间，抑制血栓形成，降低血压，预防脑卒中，故食用油宜选植物油。

4. 多吃富含维生素C的食物：研究发现，在老年人群中，血液中维生素C含量高者，其血压较低。可能与维生素C具有保护动脉血管内皮细胞免遭体内有害物质损害有关。

5. 保证膳食中充足的钙质。研究发现，每日膳食，钙摄入800～1000毫克，可防止血压升高。流行病学调查证明，每日平均摄入钙量450～500毫克的人群比摄入钙量1400～1500毫克的人群，患高血压病的危险性高出2倍。人群日均摄钙量若提高100毫克，可使收缩压平均下降2.5mmHg，舒张压平均下降1.3mmHg。

6. 多喝茶：营养学家表示"茶是大自然赐予人类天然的最佳中药配方"。研究表明，茶能有效降低血脂、血压，防止心脑血管疾病发生。茶叶中的茶多酚，特别是儿茶素有很强的降脂和保护毛细血管作用。

 特殊人群饮食有讲究——妊娠期高血压患者的饮食原则

血压升高的危险在肆无忌惮地威胁着人们的健康，高血压对妊娠期女性同样造成了极大危害。妊娠期高血压患者想要尽快脱离高血压的侵害可以通过合理饮食来实现。

妊娠高血压是妊娠期妇女所特有而又常见的疾病，常见症状有水肿、昏迷、心肾功能衰竭等，严重时还会导致母子死亡，因此要引起高度注意。

● 孕期要多吃新鲜的蔬菜水果

患有妊娠期高血压的准妈妈，要多吃蔬菜和水果。每天需要摄入蔬菜和水果 500 克左右，要特别注意水果和蔬菜的种类搭配，同时要注意适量。

● 每天要保证摄入充足的钙

补充钙质能够减少妊娠期高血压疾病的发生和发展，所以，患有妊娠期高血压的准妈妈要每天喝牛奶，或吃大豆及豆制品、海产品，并且在孕晚期及时补充钙剂。

● 适量摄取脂肪

准妈妈每天可以适量摄入动物脂肪，烹调用油大约 20 克就可以。注意控制体重，肥胖是加重妊娠期高血压病情的重要因素，所以要注意体重变化。

● 饮食清淡适度吃盐

患有妊娠期高血压的准妈妈不宜吃咸食，如腌肉、腌菜、腌蛋、火腿、榨菜、酱菜等，更不宜吃用碱或苏打水制作的食物。每天吃盐控制在 2～4 克，酱油不宜超过 10 毫升。

● 每天不要摄取过多的热量

要尽量少吃或不吃糖果、点心、饮料、油炸食品及高脂食品，以控制体重。体重超标血压也会升高，对准妈妈和宝宝的健康都会有影响。

● 要摄取足够的蛋白质

禽类、鱼类中的蛋白质可以调节或降低血压，而大豆中的蛋白质可以保护心血管。肾功能异常的准妈妈要注意控制蛋白质的摄入量，避免增加肾脏负担。

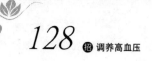

调养小贴士

多吃水果和蔬菜对调养身体具有非常重要的作用，所以，妊娠期高血压患者也要重视这一饮食原则。可以利用酸味刺激食欲，如用醋凉拌菜，多吃橘子、西红柿等蔬果。

特殊人群饮食有讲究——儿童高血压患者的饮食原则

很多人认为高血压是老年病，如果儿童患病会让人觉得不可思议，所以，儿童高血压很容易被忽略。儿童患有高血压后，一方面要接受常规治疗，另一方面要通过饮食来调养。

儿童血压受年龄影响，年龄越小，血压也就越低。儿童高血压之所以不受重视，很大的一个原因是儿童原发性高血压很少，大多数都是由其他疾病引起的继发性高血压。

● 限制食盐，适当补钾

钾可以阻止因高盐引起的高血压，没有病史的儿童尤其要注意。钾能降低轻型高血压，有利于高血压的防治。要多吃含钾高的食品，如龙须菜、豌豆苗、莴苣、芹菜、丝瓜、茄子等。

● 控制热量

如果是肥胖和超重的儿童高血压患者，控制高血压的重要措施是限制热量的摄入。肥胖者需限制脂肪、糖类，使总热量摄入低于消耗量，增加体力劳动，每月体重下降 0.5～1 千克，使体重达到或接近标准。

● 限制饱和脂肪酸，限制胆固醇

每日供给 40～50 克脂肪，饮食胆固醇在 300～400 毫克/天，清淡饮食有

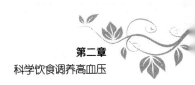

利于高血压的防治。

● 补充钙和镁

钙元素有利尿降压的作用，多摄入富含钙质的食物，有助于减少高血压患病的可能。增加镁的摄入量，使外周血管扩张，血压下降。特别是在使用利尿剂时，更应多吃一些富含钙、镁的食物，如牛奶、虾、鱼、蛋类、香菇、菠菜、豆制品类、桂圆等。

● 补充足量维生素

吃新鲜蔬菜和水果有利于补充各种维生素，尤其是维生素 C 和叶酸等，有利于降血压。

多吃番茄、油菜、苹果、山楂、小麦胚芽和花生等食物，其中所含有的维生素 C、维生素 E、B 族维生素及锌、镁、硒等微量元素，可预防高血压病及冠心病。

调养小贴士

儿童期收缩压每升高 1～2mmHg，成年后患高血压的风险就会增加 10％；而中年心血管病也很可能始于儿童期，如果不及时发现，危害长远，祸及一生。

降压小餐桌

随着人们生活水平的提高，高血压患者人数也在不断增多，因此很多人认为高血压是一种"富贵病"，当然这也不无道理。

控制血压除了吃药以外，人们还寻求了很多方法。一向注重食疗的国人，通过食物预防或改善高血压是常见的做法。心血管以及营养学方面的五大权威专家帮高血压患者开出了一份餐桌上的"降压药"处方——"一豆三子一米"。

注意隐藏的"钠"

平时，我们做菜时都会用到调料，但很多人不知道的是，其中一些调味料含有钠的成分，吃多了跟吃盐的效果差不多，对高血压病情有不利影响。

一般人都知道，患有高血压后要少吃盐，因为食盐中的钠会使血压升高，控制食盐量可以帮助稳定血压，控制病情。但是食盐少了，食物的味道会变淡，人们为了烹饪出更好的味道就会添加其他调味品，味精就是其中的典型。味精的主要成分是谷氨酸钠，进入人体之后会分解成谷氨酸和钠离子，也就是说，吃味精其实就是以另外一种形式吃"盐"，所以味精吃多了也会加重高血压。高血压患者存在这样一种现象，病情越重，口味也会变得越重，这样一来就很容易形成恶性循环，越吃重口味的食物，病情会越重，病情越重，患者的口味也就越重，所以高血压患者要养成良好的饮食习惯，不仅要少吃盐，也要少吃味精。除了味精以外，酱油、蚝油、黄酱、腐乳、辣酱、豆瓣酱等调料钠含量也不容小觑，如果添加了钠含量较高的调料，就要减少用盐量或不放盐。

不仅各种调料中含有钠，很多意想不到的食物中也含有钠，如果不加以注意，可能在不知不觉中就摄入了过量钠。就像是平常经常吃的面包。在加工的过程中已经加入了食盐，每 500 克面包中含盐量 1.3 克，六合切片面包中含盐量为 0.7～0.8 克。如果是夹有腊肉或是香肠的面包，含盐量会更高。干燥后的面条要比未干燥的面条含盐量高，即便煮面时脱去了一部分盐分，含盐量依旧不可忽视。所以，不要轻易断定食品的含盐量，确认食品的实际含盐量才是最正确的方法。

调养小贴士

手擀面要比普通的挂面含盐量高，未干燥的荞麦面和意大利面含盐量几乎为零，面包和乌冬面中的含盐量较高，火腿和奶酪中的含盐量很高。

远离含咖啡因的食物

高血压患者平时可以喝茶，但要避免喝浓茶，这是因为茶中含有咖啡因，这种物质会引起血压波动，对高血压患者的健康会造成不利影响。其实不只是茶，只要是含有咖啡因的食物，高血压患者都应该少碰。

咖啡因是一种能让人兴奋的物质，如果进食含有咖啡因食物的同时精神还处在紧张压力之下，那么，咖啡因会使血压大幅度上升，甚至健康人的血压也会出现异常升高。所以，高血压患者应该远离咖啡因等物品。

● 了解"好坏" 咖啡因

1. "坏"咖啡因

一般而言，咖啡因能使血压上升 5～15mmHg，如果同时处于压力之下的话，对血压的影响更大。咖啡因不会因为长时间喝咖啡形成适应性而减弱效果，而且其对血压影响的时间也比较长，研究显示，喝一杯咖啡，血压升高的时间可长达 12 小时。

咖啡因是中枢神经系统兴奋剂，也是新陈代谢的刺激剂。既能作为饮品，也能作为药品使用，主要作用就是缓解疲劳和提神。咖啡因进入人体之后不到 1 小时就能发挥作用，3～4 小时后作用会逐渐消失，效果因食用剂量和个人体型而异。但是，服用咖啡因只能起到暂时提神的作用，并不能减少人体所需的睡眠时间，所以，即使喝咖啡，也要注意休息。长时间饮用含有咖啡因的饮料，会对咖啡因产生习惯性，假如中断这一习惯，就会导致身体对腺嘌呤核苷成分过敏，血压会降得很低，进而引起头疼等症状。

过量饮用含有咖啡因的饮品，也容易导致中枢神经过度兴奋，或导致肌肉抽搐、心律不齐等现象，对健康很不利。

2. "好"咖啡因

摄入咖啡因并非完全不好，比如咖啡因能帮助提神，集中注意力，还能帮助缓解压力，但要防止过量。

● 含有咖啡因的物品要了解

提到咖啡因，就不得不首先说说咖啡。咖啡豆既是咖啡因的最主要来源，又是咖啡的原料。一般来说，一杯咖啡中的咖啡因含量为 40～200 毫克，可与止痛药中的咖啡因含量媲美。因咖啡因的作用，适量饮用咖啡能够兴奋中枢神经系统，缓解肌肉疲劳，促进消化液分泌，利尿排钠。但过量饮用咖啡可谓坏处多多，可引起贫血、焦虑、失眠、骨质疏松等病症。特别是高血压患者，如果每天饮用 2 杯以上咖啡，可引起血压升高。咖啡虽然能给人带来身心的共同享受，但也要注意适量为宜。除了咖啡这一咖啡因"大户"之外，以下 3 种食物或药物中的咖啡因含量同样不可小觑。

1. 巧克力：可可豆中含有大量咖啡因，而可可豆是制作巧克力的主要成分，这也是大多数人吃完巧克力都会有兴奋感觉的原因。也就是说，巧克力其实就是一种功能很弱的兴奋剂。

2. 茶：茶是咖啡因的另一个重要来源，但是其含量相对较少，每杯茶中所含的咖啡因大约只有一杯咖啡所含咖啡因的一半。茶中所含的咖啡因和茶碱因茶的品种和制作方法不同而有所差异，红茶和乌龙茶所含的咖啡因要高一些。

3. 止痛药：使用少量的咖啡因可用于缓解头痛，但如果过量，反而会让情况更加严重，所以止痛片不能乱用，服用要先咨询医生的意见。

调养小贴士

其实咖啡因是大多数软饮料中的常见成分，比如可乐，它最初就是由可乐果制成的，而可乐果也是含有咖啡因的食物之一。所以，高血压患者要少喝软饮料，最好喝白开水和淡茶。

 饮酒适量也是宝

诱发高血压的因素有很多，在众多因素中，过量饮酒是重要的一个诱因。高血压患者在日常生活中要积极做好调节，饮酒量一定要严格控制。

酒是百药之首，适量饮酒能够促进血液循环；有助于放松紧张的身心；增加对身体有益的高密度脂蛋白水平；减少血小板聚集，防止血栓形成；增进食欲。但上述好处建立在适量饮酒的基础上，过量饮酒对身体百害而无一利。

那么，问题来了，究竟饮酒多少才算适量呢？一般而言，女性每天最多饮酒2杯，男性每天最多饮酒3杯，每周至少2天不饮酒较为适宜。尽管如此，世界卫生组织依然建议饮酒"越少越好"，不要为了适量饮酒的好处而强迫饮酒，不饮酒的好处远远大于任何量的饮酒。

但是每个人对酒精代谢能力不同，如果身体疲劳或是不胜酒力，就要相应减少饮酒量。另外，下酒菜要以清淡为主，注意避免含盐量高、脂肪多的下酒菜，即使没有吃多少也会摄入大量盐分和脂肪，容易导致肥胖、高血压等病症。

在所有酒类中，红酒可谓是其中的佼佼者，适量饮红酒可以增加血管弹性，对预防心脏病大有裨益。

调养小贴士

饮酒和高血压有密切的联系，因此，在平时要注意控制饮酒量，以此预防血压升高，高血压患者在日常生活中要通过限制饮酒来完善自我调理，这样才能有效辅助治疗，使血压维持在正常水平，避免心脑血管疾病的伤害。

第三章

合理运动改善高血压

　　生命在于运动，但我们有时候只有在生病之后才会惋惜健康的珍贵，才会明白运动的力量。其实无论何时开始运动也为时不晚，高血压患者也不例外。运动可以帮助高血压患者调整中枢神经系统，增强新陈代谢、心脏和呼吸功能，帮助提高机体的免疫力等。经过实践发现大多数高血压患者从运动疗法中获得很大的益处，早期高血压患者，可以通过饮食加运动的治疗方式控制血压，中期或晚期高血压患者采用药物、饮食和运动结合的方式，都取得了一定效果。

高血压患者的运动原则

运动疗法已经得到世界卫生组织心血管疾病专家的认可，并且在全球范围内逐步推广。实际上，轻度高血压患者并非一定需要服用降压药，单纯运用运动加饮食疗法也能奏效。即使是需要服用降压药的患者，也可以将运动疗法当作基础治疗方法，双管齐下，效果更好。

运动对高血压的治疗有众多益处，运动训练有降低收缩压和舒张压的作用；改善高血压患者左心室收缩功能；预防和治疗因为高血压而引起的重要器官损害，如冠心病、脑血管病等；减少防止心血管病发生的危险；预防或改善肥胖症和高脂血症等。

● 选择运动项目

中老年高血压患者最好选择有氧运动，如简单易行的步行、慢跑、骑车、平板运动和游泳等；放松运动和呼吸运动，如太极拳、气功等。气功对降压有一定效果，可以采用放松功，身体自然放松、呼吸匀速、思想集中，通过调心、调息达到机体平衡。

● 注意运动强度

运动强度是以自我感觉能够轻松完成各项运动，运动后稍有点累为最佳。在开始运动或是增加运动强度时，应该在运动之前或之后即刻量血压。如果患有冠心病，还要按照冠心病的运动方案进行血压和心电监测。如果大于 40 岁且伴有冠心病的中度高血压患者，在参加运动训练时应该进行运动试验，以保证安全有效的运动强度。

● 众多影响因素

抗高血压药对运动有一定影响，服用血管扩张剂，在运动之后要做好充分的整理运动。

运动训练之后产生的降压效果通常是在训练的两周之后，坚持锻炼能够继续维持降压效果，但是停止运动训练后血压就会上升，运动训练只能起到辅助降压的作用，因此不要随意停服降压药。高血压患者应该以中等量和小量的有氧运动和容易坚持为原则，项目选择如散步、慢跑、太极拳、气功、游泳、骑车、跳健身舞等。上述运动可能在进行时导致血压轻微升高，但长期坚持后可通过作用于大脑皮质及皮质下的运动中枢，降低缩血管神经的兴奋性，使肌肉中的毛细血管扩张，还能通过改善情绪来降低血压。

另外，注意运动前最好不要吃东西。不过，不同病症有不同的限制，并不是一成不变。很多高血压患者同时伴有糖尿病，不吃东西运动很容易出现低血糖症状，严重时会产生昏厥。对于高血压与糖尿病并存的患者，早晨锻炼最好先吃东西，为了不给消化系统造成负担，吃过东西一个小时之后再开始运动。

一些高血压患者已经到了超高压的程度，随时都会有爆发脑卒中等并发症的可能，尤其是在运动过程中，所以，这些人群最好能结伴而行，严重者不宜进行任何动动。

调养小贴士

高血压患者要根据自己的耐受情况而定，以没有不适为原则。感到不适尤其是血压升高和心率不稳定等情况，应该立即停止运动。建议运动前先进行适当的热身运动，不能空腹运动，冬季运动还要注意保暖，不要操之过急，也不要抗拒降压药。

适量运动好处多多

运动锻炼能够起到锻炼身体的作用，通过合理运动能给高血压患者带来一定帮助，所以，治疗高血压自然少不了运动的作用。

运动的方法有很多，简单如散步都是一种运动，而人体正是通过运动激发

各种机能，促进人体内部循环，健康人锻炼能够强身健体，患者也能通过运动激发身体机能而使病情有所改善。

● 对血液系统的调节

运动能降低毛细血管、小动脉张力，调节血液循环，帮助降低血压；运动能够促进血液循环，减少栓塞，降低血压。同时还能促进营养输送，增强物质代谢的氧化还原过程。

运动能帮助改善机体和血液的代偿功能，让高血压患者的身体情况得到好转。

● 帮助调节情绪

运动能让人暂时抛开烦恼，稳定情绪，让患者拥有愉快的心情，也能让患者释放在生活和工作中所产生的压力和焦虑等，同时还能改善大脑皮质、中枢神经的调节功能，帮助调节血压。

运动锻炼能减轻患者的应激反应，抑制身心紧张，让患者处于相对放松的状态，以此降低血压。

● 调节神经系统功能

坚持锻炼还能调节自主神经功能，降低交感神经的兴奋度而提高迷走神经的兴奋度，帮助改善血管的反应性，也能起到降低血压的作用。

通过运动锻炼，患者的肌肉能得到锻炼，肌肉血管逐渐增大变粗，管腔增大，管壁的弹性也会增加，使血流量增加，起到降低血压的作用。

● 锻炼肌肉得到的好处

运动锻炼能降低血浆中的儿茶酚胺水平，能使纤维蛋白溶解素、前列腺素E等的水平增高，而当它们进入到血管后，能扩张血管，加速血液循环，还能帮助清除血液中的胆固醇等物质，防止形成栓塞。还能增强血管壁的弹性，更好地预防、缓解高血压。

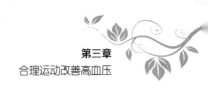

调养小贴士

　　运动虽然能够帮助缓解高血压，但是运动中也存在一些不可知的因素，会让患者处于危险境地，比如运动中不小心摔倒或者受惊，会让血压不稳的患者情况变得更糟糕。所以，患者运动时要选择一个安静、安全的地方，最好有人陪在身边。

 ## 适合高血压患者的运动方式

　　高血压的病情会因为患者身体条件的差异而有所不同，病情不同，在处理时需要采用不同的方法，这样才能取得良好的效果。运动作为一种降血压的有效方法，但并非所有运动都合适，所以，高血压患者要选择适合自己的运动方式。

　　运动方式不同，产生的效果就会有所差异，如果患者不根据自己的身体状况来选择合适的运动，可能起到相反的效果，甚至会诱发严重的并发症。那么，患者应该如何选择合理运动方式呢？

● 高血压患者选择运动的依据

　　高血压的病情比较复杂，同时会有脂肪代谢、糖代谢紊乱等多种情况，所以说，高血压患者在制定运动方案时不仅要考虑高血压的具体情况，还要考虑患者的年龄和各个器官的损伤程度等，要以患者的耐受度为准。

　　高血压患者的运动治疗只有采取个体化原则，运动的选择因人而异才能取得好效果。比如有冠状动脉综合征并发症的患者不宜进行运动锻炼，而并发冠心病，但血压控制很好的时候，就能进行一些适当的运动。

● 轻微病症患者的运动选择

　　如果患者的收缩压在 140～159mmHg 之间和/或舒张压在 90～

99mmHg 之间，就是轻度高血压患者。如果这类患者的年龄不高、身体状况良好，而且血压控制得比较好，就可以进行一些适当运动，如慢跑、游泳、登山等。

这类患者每天可以运动 30 分钟左右，逐渐增加运动量，但要注意不要让身体感到疲劳。坚持不懈，就能达到减肥降压的目的。

● 中度高血压患者的运动选择

患者的收缩压在 160～179mmHg 和/或舒张压在 100～109mmHg 之间，就属于中度高血压患者。中度高血压患者首先要做好降压工作，将血压控制在 150/95mmHg 以下。否则贸然进行运动很可能导致严重的并发症。

如果中度高血压患者的血压降到安全水平，可以进行一些少量运动，比如慢走、打太极拳，或者做一些健身操。但是患者不能因为病情刚有好转就忘乎所以，运动量过大会让病情恶化。

● 重度高血压患者的运动选择

重症高血压患者的收缩压在 180mmHg 以上和/或舒张压在 110mmHg 以上，这类患者属于病情比较严重的，不应该进行运动锻炼，最好能卧床休息。

重症高血压患者只有等到血压稳定后才能考虑运动，但主要是进行散步等一些简单的运动，最好是在室内，保证患者的安全。

调养小贴士

高血压患者无论病情轻重，要想运动，最好将血压控制在 140/90mmHg 以下；如果患者同时存在并发症，血压要控制在 130/80mmHg 以下。

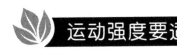

运动强度要适中

运动是治疗高血压病必不可少的一环，但这并不是说只要进行锻炼，就对病情有好处。不当运动不仅不会给病情带来好处，还会带来一些不好的后果，所以，患者采取运动治疗时一定要掌握科学的方法。

同是治病，不管是用药物治疗，还是运动治疗，如果方法不恰当，很容易产生不良反应，这对病情十分不利。

● 科学运动，强度要把握好

如果运动强度过大，会给身体造成负担，不仅不会起到降低血压的效果，还会给身体带来伤害。

运动强度是影响锻炼效果的一个重要因素，很多人看到别人取得了很好的锻炼效果，就单纯地以为自己通过大量运动也能得到同样的效果。但是加强运动之后，却发现并不是那么回事。锻炼效果确实和运动的强度成正比关系，但这也是慢慢积累起来的，并不是短时间之内就能获得的。所以说，运动锻炼要在自己力所能及的范围内进行。

随着运动强度的增加，心肌缺血的现象会加重，一开始患者可能只感觉轻度不适，但严重时却会危及患者生命，比如说运动性心源性猝死，就是运动强度超过了机体承受的范围所引起的。所以，在进行运动之前，患者要检查自己的身体状况，评定自己到底适合什么样的运动，尤其是老年人，一定要咨询医生的意见。

● 科学运动，时间安排要适量

决定运动量的一个很重要的因素就是时间。即使是走路，如果时间很长，运动量也是不小的。如果确定了运动强度，那么运动量就会和运动时间成正比。短时间的运动即使运动强度很大也得不到好的锻炼效果，而时间太长又会引起身体疲劳，给身体造成负担，也是不行的。所以，最好选择中等强度的运动项目，运动时间最好保持在 1 小时左右。

高血压患者的运动量要把握好，才能有益于病情，想要知道运动是否过量，可以通过自我检测来了解。如果运动之后没有疲劳的感觉，而是感觉轻松愉快，食欲和睡眠都很好，就说明运动量适中。

调养小贴士

在安静的清晨，血压、脉搏比较稳定，所以高血压患者可以通过检测运动之后第二天清晨的安静脉搏来确定运动是否过量。如果在没有其他因素干扰的情况下，安静脉搏超过了10%，就说明运动过量了，这时患者有必要进行调整。

运动时间、频率要把握

高血压患者可以通过进行适当的体育锻炼，来进行综合治疗。但是在进行体育锻炼的过程中要注意运动强度、时间、频率。运动要以轻松的运动强度为主，最好是以适度为原则，根据自己的身体状况而定。

运动强度应该根据患者的心率而定，最大心率公式为：最大心率＝210－年龄，通常为了安全起见，我们以最大心率70%作为运动量指标。例如，年龄为60岁的高血压病患者，其运动量为70%×（210－60）＝105次/分，所以患者在运动过程中，以心率不超过105次/分为宜。另外，患者还要注意结合自己平时的心率、运动时血压的变化和自觉症状来调整运动量。

运动频率一般以每周3次、每次1小时左右为宜，也可以采取每天定时运动。如采取定时散步的方式，坚持每天一次，每次30～60分钟。试验证明，这样频率和运动的项目，安全有效、方便易行。同时还需注意，运动要循序渐进，量力而行。刚开始运动时运动量一定要小，逐步增加，活动之后以不感觉过度疲劳为宜，并且要坚持。

在选择运动项目时，为了减少厌倦情绪，高血压患者可以经常更换运动项目，例如舞蹈20分钟，然后骑车30分钟，或是改为打乒乓球或网球，只要达到目标心率并且坚持30分钟以上，运动项目可以根据兴趣进行组合。

运动效果持续下去，必须养成规律的体育锻炼，并且让锻炼成为日常生活的一部分，因此在选择运动项目时要尽可能选择自己喜欢的运动。如果每天以中等速度散步 30～60 分钟，这样持续坚持 36 天，就能减轻体重 0.4 千克，并且给予心脏适当的锻炼，坚持一年之后，可以减轻 5 千克体重，并且能将它作为日常生活的一部分。

锻炼身体不仅对身体有很大益处，同时对精神也有积极作用。运动时身体产生了一种有减轻疼痛和快感的感觉。进行有规律的有氧运动，其最大的好处就是能够减轻压力，减轻紧迫感，对于治疗高血压有重要意义。

掌握"三、五、七"的原则，减少在运动中会出现的危险。"三"是指每天步行 3 千米，时间设定在 30 分钟以上；"五"是指每周要做五次运动，因为有规律性的运动才会取得好成绩；"七"是指运动之后心率加上年龄大约每分钟 170 次，这样的运动量属于中等强度。如果身体素质好，有运动基础，运动之后年龄加心率可达到每分钟 190 次，身体条件差的，年龄加心率达到每分钟 150 次左右即可。

调养小贴士

运动量一定要从小到大，运动之前要进行充分的准备运动。运动过后不要立即静止或是直接进行淋浴，应该进行放松运动。严密注意自己运动之后的身体反应，严格遵守运动量和时间、频率，运动要安排在餐后 1 小时以后。

热身运动不可少

运动之前做好充分准备对于锻炼者很重要，尤其是高血压患者。高血压患者中有些运动爱好者就是由于不重视锻炼前的准备活动，导致意外发生，不仅影响锻炼效果，而且影响锻炼兴趣，对运动产生恐惧。所以，高血压患者在进行运动之前不能忽视热身运动。

高血压患者在每次锻炼前都需了解保健需知，做好准备工作。热身运动是

高血压患者运动前必须要做的。热身运动可以使人的体温上升，并且通过由低强度的运动准备渐渐过渡到运动状态，身体才会为消耗更多的体力运动做好充分准备。热身有利于防止心脏偶发的非正常心率，因为运动过程中的心脏需要充分的氧气和营养。很多人轻率的认定，做不做热身运动无所谓，这种想法是错误的。没有运动开的肌肉很容易受伤，因为还没有做好充分的准备来承受负荷重的动作。热身动作可以提高肌肉的适应性，使关节灵活。

高血压患者最好的热身运动是轻松慢走，从适当的速度开始，5～10分钟再慢慢加速。

选择适宜的运动项目，同时也要了解注意事项和禁忌，最好在医生的指导下进行。在采取运动疗法之前先了解健康状况，做好身体检查，排除隐匿的顽疾，同时还要注意自我的医护治疗，防止意外发生。

运动前不宜过饱，进食之后，机体为了充分消化吸收各种营养物质，血液大量流向胃肠道，从而使心脏的供血减少，容易诱发心绞痛。运动前后要避免情绪激动，精神紧张、情绪激动都会增加血液中儿茶酚胺的浓度，增加心室颤动的危险。运动之后避免马上洗热水澡，因为这时候全身浸泡在热水中，会造成全身血管的广泛扩张而导致心脏供血相对减少。

调养小贴士

在运动过程中，注意血压、脉搏和症状的变化很重要，而运动带来的疲劳通常会在2小时之后消失，如果运动之后第二天仍旧感觉疲劳，说明运动量过大或是休息不足，应该减量或暂停锻炼。

 步行走向健康

走路是再平常不过的事情，每个人每天都会走路，对于高血压患者来说，走路却有了一个不同寻常的意义，那就是维护健康。是的，走路也能帮助高血压患者控制病情。

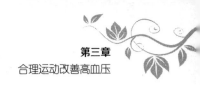

　　走路能牵动身体的大部分肌肉，尤其是双腿，能促进血液循环和锻炼肌肉，但是走路消耗又不大，所以对血压的影响很小，很适合高血压患者。

　　现代人的生活节奏加快，平时锻炼的机会少了，就连走路的时间也越来越少，如果长时间不锻炼，就会产生很大的健康问题，所以，平时坚持一定时间的步行对增强体质和提高身体免疫力有一定好处。

● 帮助防治心血管疾病

　　步行锻炼能预防动脉血管粥样硬化，所以，高血压伴发有心脏病和心肌梗死的患者，如果不方便做其他类型的运动锻炼，可以采用步行这种强度小的运动方式。

● 走路也能增强心肺功能

　　长期坚持步行，能够改善血液循环，增强心肺功能，对预防动脉硬化等心血管疾病有很好的帮助，而且能帮助减少激素的分泌，对降低血压有好处。长期坚持步行的高血压患者能减少心血管疾病的发病率和病死率。

● 步行能改善大脑功能

　　长期坚持步行可以缓解记忆力下降，对防止高血压患者出现老年痴呆和大脑萎缩等情况有很大的帮助。

● 步行能锻炼骨骼

　　步行能使下肢变得更加强壮，更好地支撑整个身体；减少矿物质的流失，防止骨质疏松；相对于跑步来说，走路对关节的压力更小，能延缓关节功能衰退。老年高血压患者面临年龄和疾病的双重压力，更容易产生骨质疏松等问题，而运动锻炼是防止这一情况出现的重要措施。

● 步行能帮助减肥

　　减肥不是一天两天的事情，而是需要长期、有规律地进行，短时间高强度运动并不适合高血压患者。散步 30 分钟就能消耗 75 千卡的热量，如果长期坚持，也能起到减肥的效果，而且能保证安全。

● 步行帮助改善睡眠

每天坚持一定量步行锻炼，能使人缓慢地进入一种轻度疲劳的状态，可以让人更快进入睡眠状态，提高睡眠质量。

● 步行能帮助缓解压力

经常使用双脚能改善自主神经的操控状态，能够让交感神经和副交感神经操控得更加灵活，有助于缓解精神压力，大脑神经也会变得更加清晰。

调养小贴士

步行能促进消化液的分泌，所以吃完饭之后步行上班或者出去散散步，有利于食物消化，维持新陈代谢的正常工作，对保持良好的体型也有帮助，是一种比较好的健身方式。

 迈开腿，跑向未来

其实生活中有很多运动方法都很适合高血压患者，比如慢跑、步行等，不仅经济简单，而且安全性高，所以不适合高强度运动的高血压患者可以从步行和慢跑开始锻炼。

步行锻炼在生活中随时都可以，很方便，而且不需要消耗太多的体能，同时还能取到很好的锻炼效果。除此之外，慢跑也是一种很不错的选择。

● 慢跑具有降压作用

慢跑是一种健身项目，简单易行，要求很低，还具有防病的作用，所以，很适合一些患病、身体较弱的人。

高血压患者长时间坚持锻炼可以使脉搏平稳，增强肠胃的消化能力，使血压平稳下降，帮助减轻症状。慢跑还能提高机体的代谢功能，缓解头晕头痛、失眠等症状，使人的精神处于愉悦状态。

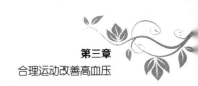

慢跑时，人体需要更多的氧气，同时也会加强机体氧气转换率，使心血管受到良性刺激，以此增强心肺功能，促进血压降低。

慢跑还能帮助减肥，锻炼肌肉，增强血管弹性，减少高血压并发症的发病率。

● 慢跑时的注意事项

慢跑时会消耗一定体能，如果患者穿的衣服过多，很容易出汗，所以患者要适当减少衣服。但是不要在运动、身体发热后立刻脱衣服，很容易受到冷空气侵袭导致感冒。

慢跑时上臂和前臂保持90°角，上身微微向前倾，放松全身肌肉，双臂自然摆动。跑步时应该脚掌先落地，缓冲身体的压力，这样不会感觉太累。

慢跑时最好能用鼻子进行呼吸。如果是寒冷的天气，用嘴呼吸时，冷空气会对呼吸道造成刺激，而且空气中的细菌容易进入体内。如果鼻子呼吸不够用，可改用口鼻同时呼吸。

慢跑不要求患者有大的运动量，所以不用着急，如果身体允许，可以适当增加运动量。

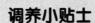

调养小贴士

老年人在进行锻炼时一定要做好热身运动，可以做短时间的身体伸展操，让身体各关节活动开，减少运动过程中可能出现的伤害。

 跳跳健身操促健康

运动能起到锻炼身体、降压的作用，但如果运动方式不对，反而会给身体带来危害。可以做一些简单的健身操，既能取到锻炼的效果，还不会因为运动强度大而产生负面影响。

健身操可以是简单的几个动作组合，但是能调动全身的肌肉参与，运动的效果也比较好，而且健身操一般都不会对体力有太高的要求，所以，很适合高血压患者。

● 甩手健身操

高血压患者平时没事可以做一做甩手动作。甩手时保持站立姿势，双脚打开与肩同宽，先将双臂自然下垂，双手手心相对，然后将双臂向前后左右来回摆动。摆动时手臂与身体的夹角不要超过 60°，频率不要太快，每分钟保持在60 次以内，每天锻炼一两次，每次 100～500 下。

做甩手动作时注意选择空气新鲜的场所，不要饭后立即进行，而且在甩手过程中出现头晕等现象时要停止，再次运动时要减少甩手的次数和力道。

● 全身健身操

健身操能锻炼全身的关节和肌肉，帮助改善神经系统和心血管系统功能，比较适合身体虚弱的高血压患者。

1. 头部运动：坐在椅子上，将头部做前后左右屈伸的动作各 10 次；将头向左转，然后向右转，各做 10 次。

2. 上肢运动：将双臂平屈在胸前，然后向下侧举到身侧，重复 10 次；双臂平屈在胸前，从身前到身侧，再到身后的方向做最大限度的平举，重复 10次；双臂在身侧做环绕转圈运动，重复 10 次。

3. 腰腹运动：上身前屈，用双手触摸脚背，最好让胸部贴近大腿位置，还原后重复 20 次；双手重叠在一起，紧贴腹部，然后按顺时针或者逆时针方向摩擦腹部，按揉 20 圈。

4. 下肢运动：一脚着地，另一只脚向前踢出，做原地踢正步的动作，双腿各做 15 次；一脚着地，另一只脚抬起，向身体侧方向摆动，双脚各做20 次。

● 降压操

1. 扭腰：双脚平行站立，双脚保持与肩同宽，采用半蹲姿势，放松全身，然后慢慢地扭动腰身，手臂也可以跟着晃动，练习 20 分钟，当感觉疲劳时，可以停下来休息。

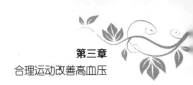

2. 伸展：深呼吸保持站立姿势，双臂自然下垂。将双臂从体侧举起，脚跟跟着双手上举而抬起，同时深呼吸；双臂从体侧落下时，脚跟也跟着下降，如此反复 10 次。

调养小贴士

虽然健身操的动作简单，但有很好的锻炼效果。不过，有些健身操的动作难度比较大，这样的动作和剧烈运动有相同的效果，会对高血压患者的病情产生不利影响，所以患者尽量不要擅自选择。

养生太极来帮忙

太极拳是我国传统的保健运动，对促进人体健康、防止多种慢性疾病有很好的效果，尤其是对心血管系统疾病。

太极拳动作轻柔缓慢，以意念引导动作，心境平静坦然，可以使全身肌肉放松，有利于血压下降。专家发现，高血压患者在打一套太极拳之后，收缩压可以下降 10～20mmHg，舒张压下降 10～15mmHg。

通常认为运动锻炼需要达到一定的运动量，即达到耗氧量的 70%～80% 时才算有效。根据实验发现，简单的太极拳锻炼，其生理强度最大的耗氧量为 40%，而全套太极拳锻炼的最大耗氧量也只有 50%，依然能产生一定效果。表明太极拳是一种独特、负荷强度不大且安全有效的保健锻炼方法，适合中老年人和高血压等心血管疾病患者。

太极拳锻炼讲究的是形正体松、舒展自然、连贯协调、轻灵活泼，将"意"、"气"、"形"贯穿于整个过程之中。高血压患者在练习太极拳时，还必须注意下面两点，才能取得更好的效果。

打拳时注意力一定要高度集中，排除一切杂念，用意而不用力，以意识引导动作。也就是在每个动作之前，先想该动作如何做，同时边做边想下一个动作。这样一来就能将动作有机结合起来，在打拳时要全身放松使全身经络气血畅通。

太极拳的流派有很多种，采用的呼吸方法有很多，但是就呼吸的生理学基础来看，通常主张采用腹式呼吸，利用膈肌的升降运动来带动呼吸。腹式呼吸要顺其自然，不要憋气，要遵循"降呼升吸"、"进呼退吸"、"实呼虚吸"等原则。

太极拳的特点是动作柔和、男女老少皆宜，尤其是老年人，长期坚持锻炼，可以达到防病、治病、健身以及延年益寿的目的。长期练习太极拳的好处有改善新陈代谢，调节血压、血脂、血糖，达到防止或是延缓高血压、高血脂、动脉粥样硬化、糖尿病发生的目的。

练习太极拳时要调整呼吸，使膈肌和腹肌的运动增强，保持肺组织的弹性，加强了胸廓的活动，从而达到增加肺活量和气体交换量的目的。练习太极拳可以锻炼全身的关节和肌肉，减慢肌力的衰退速度，保持关节灵活性可以减少和推迟骨质、韧带硬化、钙化等退行性变化的发生。

● 健身球，娱乐中保健身体

健身球距今已经有三百多年的历史，最开始作为"玩物"问世，经过长期的使用和医学鉴定，健身球可以强健身体、活动筋骨，对缓解手腕麻木等不适有非常好的作用。

健身球是我国传统健身保健器具之一，质地多样，如钢质、玉石、铜质等，也可以用核桃代替。通过在指掌间的把玩，健身球可以刺激手部经络穴位，活动手腕关节，达到保健强身的目的。

● 健身球的功效

手指活动能刺激脑髓的手指运动中枢，使脑部更发达，心灵手巧。中医经络理论认为，十指连心，经络把手指与脑神经、五脏六腑联系起来而互为一体。健身球靠手指在掌心不停旋转，是手部最好的运动之一。健身球有调节大脑中枢神经，健脑益智，增强记忆力，提高思维能力的功效。同时，还有消除疲劳、改善睡眠等作用。

● 健身球锻炼法

1. 单手托双球摩擦旋转

置双球于单手掌，五指顺序用力，使双球在掌心依次顺时针、逆时针转

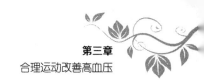

动。在旋转时手指紧贴球体，使双球互相摩擦，而不要碰撞，使其能持续平稳发生摩擦音为宜。

2. 双手四球运动

这是在单手运动的基础上，逐步锻炼两手同时做单手动作（每手双球），需充分发挥大脑的作用才能做到，此动作难度大，要求技术高，效果也比单手运动更好。

3. 健身球按摩法

用健身球按摩、揉搓、锤击不适部位，可减轻疼痛，也能锻炼手力，对肩胛不适、腰酸腿痛者有很好的辅助治疗作用。最好以玉石健身球直接接触皮肤，可以发挥玉石的养生功能，效果较好。

4. 手握健身球

用单手或双手虎口使劲握球，或用手掌心使劲握球，有酸热的感觉，经常这样锻炼对提高指力、腕力、握力、臂力均有帮助。

5. 健身球足底按摩

将健身球放在地上，光脚放在球上，向前后方向滚动或用力踩压，可以起到很好的足疗保健作用。对缓解疲劳、安神降压和补肾具有很好的效果。

6. 健身球体操

以健身球代替哑铃，加强手部的重量感，完成一系列体操动作，尤其是女性朋友，具有很好的辅助作用。不单比哑铃运动更安全，而且同样可起到减肥健身的效果。

千年养生功法——五禽戏

《三国志·华佗传》记载："吾有一术，名五禽之戏，一曰虎，二曰鹿，三曰熊，四曰猿，五曰鸟。亦以除疾，兼利蹄足，以当导引。体有不快，起作一禽之戏，怡而汗出，因以着粉，身体轻便而欲食。"禽为鸟兽之总称，因此被称为"五禽戏"。

五禽戏是通过模仿动物的动作和神态达到强身防病目的的一套气功保健疗法，由我国古代著名医家华佗整理总结而成。

五禽戏能够使人的动作灵敏、协调平衡，帮助改善关节功能。"五禽戏"

有预防和防止肺气肿、哮喘、高血压、冠心病、神经衰弱、消化不良等症复发的功能，其中，对脑卒中后遗症尤其有效，选择"五禽戏"锻炼，能够帮助改善一些患者的异常步态和行走姿势，防止肌肉萎缩，提高人体的平衡能力。对于其他症状也有一定帮助，例如对癌症患者的康复就有很好的保健作用。

自然界的动物有很多种，而五禽戏仅仅选用了虎、鹿、熊、猿、鸟这五种动物，是因为它们的生活习性各不相同，活动方式也有很多特点，轻盈、沉重、挺拔、豪迈、超凡等，我们在模仿这些动物的时候锻炼了身体的关节、肌肉、腑脏等不同部位。

高血压很大一部分原因是心情压抑、思虑过重，所以，保持开朗乐观的心态，对保持健康大有裨益。中医十分注重情绪的调节和健康，《黄帝内经》中就说"百病生于气"，心情抑郁导致肝气郁结，气滞伤肝，心情郁闷、烦躁，就会导致头晕目眩，血压升高。

五禽戏是一种养生运动，现代医学显示，五禽戏在锻炼全身关节的同时，不仅能提高心肺功能，改善心肌供氧量，还能提高心脏排血量，促进组织器官的正常运转。并且在这套保健气功里，华佗把肢体的运动和呼吸吐纳有机地结合到一起，通过气功导引使体内逆乱的气血恢复正常，促进健康。

调养小贴士

习练了五禽戏中的猿戏之后，心情舒畅，心平气和，气血通畅，情绪改善之后血压就会降下来，自然有利于血压的控制和心血管系统的健康，且猿戏对缓解颈椎病和腰痛有所帮助。

 ## 游泳健身作用强

在老年运动中，游泳是最受欢迎的锻炼方式之一。经过多项研究表明，老年人游泳、骑车和散步一样安全。

游泳时，水会拍打身体，还有水的震动能对身体起到很好的按摩作用；水的低温是一种很自然的冷水浴；水的压力对胸部有很好的锻炼，能够提高呼吸功能，改善肺组织的弹性和新陈代谢，能够增强人体免疫力。通常早期高血压病患者，症状并不是很严重，所以，可以选择游泳。由于游泳的运动量较大，每次游泳的时间不宜过长，有心脑血管等并发症或是早期高血压患者，但是症状比较明显者，最好不要游泳，以免发生意外。继发性高血压患者，在原发病未治愈的情况下不宜游泳。

水的导热性比空气高20倍，人在12℃的水温中停留4分钟，就可以消耗418.6千焦的热量，相当于在相同温度下的空气中1小时所耗费的热量。游泳时人在水中承受的压力要比陆地上高12倍，想要在水中前进，必须克服阻力，从而使心跳加速，心肌收缩力加强，呼吸加深，来达到及时供血供氧的需求。游泳时还可以加快胆固醇的分解，减少其在血管壁中沉积，对中老年人的动脉粥样硬化所造成的高血压、心绞痛、心肌梗死、脑动脉硬化等疾病都有良好的辅助作用。

游泳是一项全身运动，能够提高心肺功能，有效缓解大脑的紧张程度，有预防和治疗高血压的作用。游泳时由于水的浮力，使下肢关节和韧带的负担减轻，尤其适合老年人和减肥者采用。

调养小贴士

游泳前要做好准备工作，用冷水擦浴，做徒手操、肢体伸展运动，使肌肉关节活动开，防止受伤和意外事件的发生。患有严重高血压、心脏病、肺结核、精神病、肺气肿、癫痫等疾病者，不适宜游泳。

异域养生经典——瑜伽

瑜伽寓意结合，是印度的一种传统健身法。瑜伽强调的是呼吸规律和静坐，能够帮助调节精神紧张。

研究发现，瑜伽可以让人更加健康，心态更加平和放松。瑜伽可使人去倾听身体发出的信号。有些瑜伽练习方法对控制血压很有帮助，像胸、腹式呼吸

可减压并使人彻底放松。另外，冥想对控制血压也非常有益。

瑜伽练习体位有上万个动作，如弯、叠、折、俯、扭、仰、屈、伸等，而不正确的练习会导致健康受损。初习者需要在教练的指导下练习，同时饮食要避免油腻、辛辣，练习前至少2小时内不能够进食，练习之后1小时方可进食。练习之前最好解大、小便，练习瑜伽要尽量穿着简单、舒适，练习时最好光脚，摘掉手表或其他饰物。不要在烈日下做瑜伽，练习时要保持空气的流通，并有足够的活动空间。不要担心自己的筋骨硬，承受不了各种姿势的折磨，其实只要按照老师的练习程序，配合老师指导的呼吸和伸展技巧，就能够有所进展。中老年患者不宜练一些高难度的动作，选择简单的动作；高血压患者以及低血压患者、头部受过伤者等不要做倒立姿势。

瑜伽最大的特点就是在练习时讲究同时运用腹部、胸部、肩部的深呼吸，这种呼吸能够达到净化身心的作用。瑜伽的基本呼吸法是腹式呼吸法，吸气时用鼻缓缓吸气，腹部跟着充满空气，呼气时腹部凹陷。

腹式呼吸使身体产生一种像前列腺素的物质，能够消除活性氧，并且扩张血管。进行腹式呼吸时，能够帮助去除活性氧等毒素，促进血液循环。

运用腹式呼吸方法进行呼吸，肺能完全被使用。腹式呼吸能使身体充分取得氧气的功能，改善一般浅呼吸只使用三分之一的肺，另外三分之二的肺沉积着旧空气，同时还能够摄取充足的氧气，既可以净化血液又能够促进脑细胞的活性。进行腹式呼吸时，身心会自然的放松，消除所有负担，使身心状态和血压都能达到平衡状态。

调养小贴士

瑜伽很多姿势都是来自于模仿动物在生病时自我医治和松弛紧张的本能，并且瑜伽中很多都是以动物命名的姿势，例如鱼式、猫式、海狗式等。这些姿势能大幅度的伸展颈部，刺激甲状腺正常分泌，使新陈代谢旺盛，促进血液循环，提高心肺功能。

健身娱乐两不误——跳舞

跳舞是一种强节奏的全身运动，有舒筋活络、流通气血、健美体形等作用。由于跳舞多在音乐的伴奏下进行，音乐和舞蹈有机结合，其功效不仅是两者简单相加，更是有效的广泛整体效应。

跳舞，既可锻炼身体又可以抒发情感、宣泄郁闷、表达思想，从而使自身的情绪得到调整、改善。舞蹈还是一种治疗方法，也是一种应用运动的心理疗法。

经常跳舞对抑制动脉硬化和防治疲劳症、消化不良、肌肉萎缩、动脉硬化、骨质疏松、心血管疾病等有良好的作用，与慢跑、打太极拳等有相同的功效。舞蹈疗法能够增强呼吸和血液循环功能，使机体各部分得到充足的氧气和养料，新陈代谢更加旺盛，从而改善神经系统功能，使得大脑清醒、兴奋。经过测定跳 3 分钟快四步舞曲，运动量相当于 1500 米慢跑，脉搏可以达到130～140 次/分。如果能够坚持进行，可以改善情绪，帮助消化吸收功能，增强体力，消除疲劳，进一步促进血液循环，稳定和降低血压。

舞蹈的类型有很多种，如扭秧歌、交谊舞、迪斯科等，但是迪斯科舞蹈以腰肢的扭动为主，带动下肢的活动，活动量大，不适合高血压患者运用。高血压患者可以在晚上或是早晨，利用适当的场地，如公园、广场等，同舞伴跳 1 小时，充实生活情趣，消除精神紧张、孤独感、疲倦感和烦恼，使神经能够在优美动听的音乐中充分的松弛，还可使病症减轻。

跳舞有益高血压的防治，高血压患者不妨跳跳舞，以促进疾病的早日康复。但是需要注意以下几点。

1. 将跳舞看成是健身治病的锻炼手段，而不是单纯的娱乐活动，并且坚持下去。舞种的选择根据自己的爱好、病情和体质情况而定，通常以交谊舞为宜。

2. 病情较重，或是心、胸并发症及年迈的体衰者，跳舞时间不宜过长，更加不适合剧烈的舞蹈运动。

3. 跳舞过程中要适当控制情绪，不能过分兴奋激动，不要听一些容易使人激动的音乐，以防止血压升高，发生意外。

4. 音乐的音量要适中，避免强烈的音乐刺激。不然不仅达不到治病的目的，还会使血管痉挛，血压升高。

调养小贴士

运用舞蹈降低血压，要注意科学性和合理性，注意舞场的空气流通，灯光的照明，环境的舒适，适当控制跳舞的时间，通常以每次 60 分钟，每天 1～2 次为宜。运动量不宜过大，应该注意循序渐进，控制在自己的能力范围之内，要注意不宜选择动作过大的舞蹈。

 运动虽好有禁忌

即使是健康人，运动过程中一旦疏忽，也很容易受伤。而高血压患者身体状况特殊，运动的时候如果不加以注意，会让患者处于危险边缘，所以，患者要了解运动中需要注意的禁忌。

运动中存在一定危险性，只有有意识地做好防范工作，才能减少意外的发生，尤其是老年患者，更需要特别注意。

● 高血压患者运动的注意事项

1. 运动要循序渐进，不能突然猛增活动量，运动强度不能过大，不能让自己感到太累。

2. 注意气候环境。夏天时中午热，不宜出门运动；冬天时室外寒冷，要注意保暖。

3. 运动时最好穿吸汗性比较好的棉质衣服，着舒适的运动鞋袜。

4. 运动场地选择安全的地方，如公园、学校，如果身体状况不是很好，可以在自家小区运动，要避免到马路和人流车流比较大的地方。

5. 不能空腹运动，最好在饭后 2 小时运动，确保有足够的能量供应。

6. 如果血压超过 180/110mmHg，要禁止运动，可在服用降压药，血压平稳后再运动。

● 高血压患者的运动禁忌

运动能改善高血压的病情，但是这并非意味着患者在任何情况都能运动，毕竟患者与健康人的身体条件相比还是有差别的，所以，运动中要注意一些禁忌。

1. 重症高血压患者禁止运动，有严重并发症时也要避免运动。

2. 做运动时，高血压患者不能做憋气、快速旋转或者深度低头的动作，这些动作可能使血压急剧变化而加重病情。

3. 每次在锻炼之前一定要做 10～15 分钟的热身准备，主要是为了让患者的身体适应接下来的运动，让肌肉提前适应。锻炼结束时也要做 10 分钟的缓冲练习，不要突然停止运动。

4. 运动中如果出现心脏不适、气短、心悸等症状，要立即停止锻炼。

5. 最好在清晨和傍晚时锻炼，选择周围空气良好的环境。

6. 身体有不适时要避免锻炼，等身体恢复过来之后再进行锻炼。

调养小贴士

运动会消耗一定体力，如果患者的体能跟不上，很可能会引发低血糖反应；而刚吃完饭时血液黏稠度较大，血压相对较高，如果此时运动，很容易发生一些危险的情况，所以，患者应该避免在空腹和饱腹的状态下运动。

第四章

起居有常控制高血压

　　高血压的治疗过程是漫长的，但高血压患者其实也可以将其看成是一种生活规范，科学合理地安排每天的起居、保健，让自己的身体更加健康。日常生活的吃、穿、住、行，其中任何一项都不能忽视，否则可能引起严重后果。对高血压患者长期的跟踪观察研究发现，只要合理安排自己的生活，高血压患者可以做到工作和生活两不误。

日常生活中影响血压的事情

无论是正常人还是高血压患者，血压都处于动态变化中，如果波动超过了一定范围，说明健康存在问题。血压的变化与人的日常生活有很大关系，患者要知道血压变化的一定规律。

日常生活中的一言一行都可能让血压发生变化，只是当血压波动处于正常范围时，人体不会有不适的反应；但是当血压波动超过正常范围，就会出现头晕、头痛等症状，严重时还可能危及生命。

● 正常血压的变化规律

无论人们是在休息中还是处于劳动状态下，血压都会进行有规律地波动，其实，这也是一种生命迹象。

当血压处于正常状态时，夜间 2 点到 3 点之间处于最低谷，早晨时会急剧上升，白天基本都会处在一种相对较高的水平，下午 4 点到 6 点之间又会出现第二次峰值，之后开始下降，在夜间处于相对较低的水平。

高血压患者的血压也基本呈现这种波动状态，但是因为患病的缘故，所以，血压水平会较高，而且波动较大。

● 影响血压变化的因素

日常生活中，有很多事情都会影响血压的变化，稍不注意，就会引起血压剧烈变动。所以，高血压患者尤其要对高血压有一个正确的认识，避免意外发生。

1. 情绪变化会影响血压

情绪激动是引起血压升高的常见因素，人们都知道生气、受惊等都会使血压突然升高，不仅如此，好事引起的兴奋同样会让血压升高。所以，高血压患者既要避免不好事情引起的情绪波动，也要克制兴奋的情绪，对待任何事情都要保持平和心态。

2. 排便时要顺其自然

当遇到排便不顺畅的情况时，通常会用力憋气以促进排便，高血压患者却不

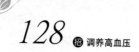

能如此。用力排便时，腹压会增加，外周血管阻力相应增加，再加上全身肌肉收缩，血管随之收缩，容易导致腹腔压力增大，血压上升。要想避免排便困难，就要注意饮食，多吃一些蔬菜和粗粮，养成定时排便的好习惯，防止便秘产生。

3. 气温变化影响血压

高血压患者，尤其是身体较弱的老年患者，受到寒冷刺激时，肾上腺素分泌会增加，促使血液循环加快来抵御寒冷。但是肾上腺素的增多会使血管收缩，使血压上升。所以，高血压患者在冬天要做好保暖工作。

4. 姿势与运动影响血压

为了保证头部血液的供应，人在站立时血压会上升；而运动时全身的肌肉需血量增加，心脏排血量也随之调高，血压也会上升。所以，高血压患者要避免长时间保持站立姿势，同时要避免剧烈运动。

调养小贴士

人在进食时，由于消化的需要，腹腔血管扩张，所以在进食时，血压一般会偏高。高血压患者进食时最好把速度放慢，不能着急。

规律生活不可乱

防治高血压，除了要积极配合医生治疗之外，患者在日常生活中也需注意，要做到有规律的生活，以此减少高血压带来的危害。

血压变化有一定规律，当受到刺激时也会变化，如果长时间受刺激，很可能受到累积性伤害，最终导致高血压。

● 注意小问题，换来大健康

有些问题虽然不起眼，却很容易忽视，往往大病就是因为小问题累积而造成的，所以，生活中要多注意，为健康加分。

1. 起床动作要轻缓。早上起床不要急，最好先在床上活动活动，让肌肉和血管从休息状态中苏醒过来，以适应一天生活的开始，避免因起得太急引起血压波动，出现头晕的情况；然后慢慢坐起来，再下床活动。

2. 洗漱时用温水。太冷或太热都会刺激皮肤、黏膜，引起血管收缩和扩张，导致血压变化。所以洗漱时水温最好接近体温。

3. 注意饮水。洗漱后饮用一杯白开水。喝水能冲洗肠道，有助于排毒；有助于稀释血液，降低血液黏稠度，使血液循环更加畅通，防止凝血和血栓的形成，还能促进新陈代谢。

4. 晨练要适当。晨练时可以做些体操，或者打太极拳，舒展筋骨，增强血管收缩力，有助于降低血压，不过需注意避免高强度运动。

5. 早餐要清淡。牛奶、豆浆，加上面包或者馒头，再配上一碟小菜，保证上午活动的能量需求即可，饮食不能太饱，也不要什么都不吃。

6. 不要挤公交。上下班等公交车时人多可以多等一会，或者自己骑车上班。高血压患者的血压不稳，挤公交容易引起血压波动。

● 提高患者的生活质量

高血压病程长，而且容易反复，生活质量必定会受影响，生活质量不高又会影响病情。所以，患者要改善自己的生活质量。

1. 患者要对高血压有一个正确的认识。高血压的治疗难度虽大，但是通过科学的治疗，可以有效控制病情，可以过正常人的生活，所以，患者要避免悲观、消极。

2. 要坚持长期治疗。患者要懂得合理选择药物，并坚持长期治疗，努力将血压控制在理想范围内，减少并发症的发生。

3. 如果出现不适症状，要采取相应处理措施，消除不良反应。

调养小贴士

高血压患者中午应该午休一会儿，经过上午的活动，患者可能会有疲劳感，而且下午还有很长一段时间，所以，要养精蓄锐。午饭一般会丰盛一些，但是不要吃得太饱。

切记不可当"夜猫子"

也许是生活中养成的习惯，也许是工作的需要，现代人或多或少都会有一些不好的生活习惯，而这些不好的习惯会吞噬我们的身体健康，比如熬夜。经常熬夜的人精神状态差，如果身患高血压，睡眠又不好的话，容易导致病情恶化。

人体血压到了晚间下降，白天时升高，当熬夜时，人体会处于紧张兴奋的状态中，血压不降反升，正常运作规律被打破，很容易造成血压异常波动。

● 睡眠对血压的影响

睡眠不好会直接造成血压波动，尤其是熬夜，更加不利于病情。

正常人的血压在白天和夜间成"勺型"规律变化。夜晚时，人的活动减少，人体内部活动也会减少，此时血压下降，这种变化也是为了让机体得到充分休息。如果熬夜，就会让各器官该休息时仍然处在兴奋状态中，血压不降反升，对心、脑、肾等器官造成伤害。

睡眠不足会升高血压和心率的平均水平，增加心血管系统的压力，引起或加重高血压。

因此，高血压患者应该重视睡眠质量，避免熬夜。

● 拥有好睡眠的方法

1. 生活中可能偶尔会出现睡眠质量欠佳的情况，这时，患者要注意检测血压，掌控自己的病情，根据血压变化做好应对措施。可以在睡前听些轻缓的音乐，或者洗个舒服的热水澡，帮助自己尽快进入睡眠状态。

2. 如果长期睡眠不好的话，要及时咨询医生，服用一些助眠药物，这样既不耽误上班，也能保证睡眠，更重要的是，能更好控制血压。一旦恢复到正常情况，要马上停药。

调养小贴士

　　熬夜会大量消耗精力和体力，而且熬夜也容易让人处于饥饿状态，身体活动所需能量得不到及时补充，很容易让人处于一种虚弱状态，如果高血压患者长期处于这样一种状态中，对病情很不利。

定期随访成习惯

　　在我国，高血压患者不断增多，大部分患者都是在医院看病之后带药回家治疗，这种方法虽然比较方便，但是在实际治疗过程中，很多新患者不知道用药之后怎样观察病情，这样一来往往容易延误病情。

　　定期随访是指根据高血压病患临床情况和管理组别，为每位患者制订个体方案，将随访结果填写在随访表内，同时录入慢病管理系统。随访时注重健康教育，让患者了解高血压相关知识、了解控制血压的重要性和规律服药治疗的必要性，强调遵医行为的重要性，以提高患者对非药物治疗、药物治疗、自我监测等方面的认识，巩固患者的高血压知识，促进患者有效控制和管理自己的病情，达到控制疾病的最终目的。

　　高血压自觉症状的轻重和血压程度不一定成正比，在临床上有些患者血压很高却没有症状，在体检中偶然发现；相反，部分患者仅有轻度血压升高，症状却很明显。这是因为每个人对血压升高的耐受力不同，加上器官损害程度和血压高低也不一定完全平行。所以，凭借自我感觉来估计血压的高低，往往是错误的，也容易延误治疗。正确的做法是每天测量血压，掌握自己血压的波动规律。

　　坚持用药才能保证血压稳定，容易忘记服药的患者，可以将服药与生活中一些必须要做的事情联系起来，这样便于记忆。同时患者家属应该学会测量血压的简单方法、掌握用药常识，以此方便经常督促患者按时服药。

根据医生检查和家庭自我检测相结合，依病情变化及时采取治疗措施。通常情况下，老年高血压患者最好一个月左右去医院复查一次血压，同时还要将一个月内的病情如实向医生汇报，便于及时调整治疗方案。

通常高血压患者在血压升高时，会有头晕、头痛、乏力等感觉，但有些患者长期处于高血压或血压波动增强的情况下，逐渐适应高血压状态，头晕等症状并不明显，如果不借助定期检测血压指导用药，在某些诱因促发下，很容易发生心、脑、肾等严重并发症，甚至会威胁生命安全。

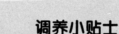

调养小贴士

定期进行健康检测，有利于及时掌握病情变化，从而进行有效的治疗。生活中，很多早期高血压的发现都和定期检查有关，尤其是临界高血压。

按时吃药不能忘

高血压患者病程长，需要长期服用降压药以维持血压稳定。在长期治疗过程中，很容易发生忘记按时吃药的现象，导致病情反复。所以，对于高血压患者来说，按时吃药不能忘。

高血压作为一种慢性病，目前仍无法将其彻底治愈，如果患者总是忘记吃药，最终将导致病情加重。所以，为了自身健康，高血压患者一定要重视按时服药。

● 了解服药顺从性问题

对于高血压患者来说，忘记服药和自行减药、停药是比较常见的"服药顺从性"问题。如果不能按时吃药，血压就无法得到很好的控制，同时还会增加罹患心肌梗死、脑卒中的风险。

高血压反复的主要原因在于没有定期测量血压和按时服药，如果血压长期

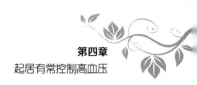

居高不下，很容易引发动脉硬化，进而损伤全身多处器官，导致心脏肥大、蛋白尿、肾衰竭等。

● 按时服药的小窍门

1. 患者可以每天同一时间服用药物。

2. 把需要按时吃药的时间记载下来，将记事条贴在冰箱上，或者放在电话旁边、洗漱间的镜子上，这样能提醒自己按时服药。

3. 互相帮助，当家中有人也需要每天服药，那么，相互之间提个醒，让自己记住按时吃药。

4. 把一个你非常喜欢的人的照片放在冰箱上，在照片边上写着"记得吃你的降压药"，这也是一种很好的提醒方式。

调养小贴士

按时服药不但能有效降低心血管疾病的发生率，而且遵照医嘱服用降血压药能有效帮助患者延长生命。所以，为了自身健康，要按时服药，不要自行减药或停药。

 日常出行不可大意

通常，开车需要不断注意其他车辆和周围的步行者，注意力高度集中，容易疲劳。高血压患者如果身心紧张，血压会上升。过度紧绷的神经会让血压恶化，因此，高血压患者应该尽量少开车。

上下班时注意以下几点要求，同样能防止血压升高。步行上下班对高血压患者来说最为理想。如果是坐公共汽车上下班最好能有座位，从体位和血压的关系来看，站着要比坐着更容易使血压升高。车在行驶过程中会产生摇晃和急刹车，而这些情况很容易导致神经紧张，对血压非常不利，再加上公交车上十分拥挤，所以，高血压患者要尽量避开高峰期的混乱。

另外，高血压患者在出行时要注意以下几个重点。

1. 要注意携带防寒保暖的衣服，尤其是天气寒冷的冬天。因为温度变化会使血压波动的幅度达 10mmHg，这样的血压变化会加重患者心脑血管负担。

2. 外出一定要按时服药，这样才能保持血压稳定。如果突然停药，血压会出现较大的反跳，导致血压升高，进而加重心脑血管负担。

3. 高血压患者要注意按时休息，如果出行途中没有午休条件，在车上也要找时间稍微歇息一会。等到了目的地后，更不能熬夜，即使再好看的电视节目及途中安排的各种娱乐活动，也不要勉强观看和参与。熬夜、疲劳与兴奋会使患者的血压波动。过度疲劳会使高血压、冠心病等疾病加重。

4. 外出时，一定要注意保持愉快与"将就"的心情。在旅途中，不免会遇见各种麻烦，产生沮丧、焦虑、愤怒等不良情绪，这些都会使交感神经兴奋，引起全身血管收缩，心率加快、血压升高，甚至引起脑血管痉挛等情况。对出行计划与途中他人的服务水准要求一定要放弃完美主义，抱有"将就"、随遇而安的心态。

5. 饮水很重要。一些人因为担心上厕所不方便而不敢喝水，这是非常不正确的。尤其是在寒冷季节里血液黏稠度通常较高，如果此时不饮水稀释血液，长时间久坐不动，造成血流缓慢，很容易促使血栓形成。因此，高血压患者在旅途中，一定要饮足水，有条件者一天要饮用 1500～2000 毫升水，可以自备一些茶水供旅途中饮用，有利尿、排毒之效。

6. 注意饮食。外出一定要防止饮食过饱，尤其要注意不要过多贪食美味佳肴，饮食过饱易引起大量血液集中到消化道，导致心脑供血相对减少而诱发脑卒中。还需注意不要过量饮酒，以免引起血压升高。

调养小贴士

高血压患者多发于中老年人，所以这个年龄层要强调"三松"：裤带松；穿鞋松；衣领松。最好不要使用收缩皮带，可以采用吊带式；穿布鞋；穿衣尽量不要选择有领带的衣服，必要场合要系的稍微松一些。

旅游必备 "小锦囊"

虽然高血压患者很容易发生危险，却不能因此限制了出行活动。高血压患者需了解的是，并非患有高血压就要避免出行，最重要的一点就是坚持出行原则，保证人身安全。

旅行能愉悦身心，对健康有好处，高血压患者不适合长时间待在家中不出门，可以适当出门旅行。但受病情的束缚，患者出行时要遵守一定规则，保证自身安全。

● 采取的旅行方式

1. 自助游更自由：现在人都喜欢出门旅游，也许因为对旅游地不了解，所以选择随团旅行，但是随团旅行的时间一般安排得比较紧密，很容易消耗体力，引起血压升高。高血压患者旅行最好选择自己熟悉的地方，或者事先查好旅游地的信息，进行自助游。

2. 旅游地的选择很重要：海拔高的地方容易出现缺氧、心率加快等高原反应，高血压患者应该敬而远之，最好选择海边等环境优美的地方放松身心。

3. 避免坐长途汽车：患者旅行时应该选择平稳性、安全性更好的火车，或者短时间飞机；如果患者有晕车的现象，坐车前应该服用晕车药，避免因恶心、呕吐等引起血压升高。

● 旅行需要做好准备

旅行就意味着要到一个陌生的环境中，而高血压患者很可能会因为换了一个环境，血压受到不同气候、生活习惯等因素影响，导致血压不易控制，所以，旅游之前要做好准备。

1. 血压计：如果患者出门较远，要带上一台小型血压计，这样可以随时监测自己的血压，了解病情，将血压控制在正常范围之内，防止出现严重的并发症。

2. 应急药：即使病情没有恶化，出门时也要注意带上一些应急药物，如

硝酸甘油，可以在出现心绞痛时服下，缓解病情。

3. 外套：如果天气凉爽，患者要注意带上合适的外套。寒冷是引起高血压病情恶化的一个原因，早晚温差较大时更容易受凉。

调养小贴士

出门旅行之前，最好做一次体检，了解自己的病情，如果发现病情不稳定，最好取消计划；如果适合旅行，可以询问医生需要带哪些物品，这样可以大大提高旅行的安全性。

 ## 洗澡小事有讲究

高血压患者的生活中处处无小事，即使在我们看来很普通的洗澡也不能大意。洗澡是很平常的事情，当天热时，可能一天要洗几次澡，而高血压患者要留心洗澡过程中可能会出现的问题。

● 高血压患者不宜洗冷水澡

我们都知道，长时间坚持冷水浴会加快身体的新陈代谢，能提高人体各项机能和免疫力，对健康有益，有的人甚至在冬天时都会坚持冷水浴。当患有高血压后，就不能用冷水洗澡了，甚至夏天洗澡也不能用冷水。

夏天天气炎热，人们经常会用冷水洗澡，这样会比较凉快。不过，高血压患者要注意，冷水的刺激会让皮肤血管收缩，使血管中的血液回流，血压升高，对高血压病情非常不利。而水温过高会有同样的作用，所以，高血压患者洗澡时最好用温水，这样会对保持血压稳定有一定好处。

● 高血压患者洗澡的注意事项

高血压患者因为病情的缘故，生活中的需要注意的事情较多，那么，洗澡时应该注意哪些问题呢？

第一，洗澡的水温不能太冷，也不能太热，最好用温水。

第二，洗澡的时间不能太长，特别是用煤气、天然气等烧水的浴室，或者是密闭性很好的浴室里面，时间太长会因为氧气的损耗、二氧化碳的增多使患者出现心绞痛等意外情况。

第三，不能在饱腹情况下洗澡。吃完饭后，血液会大量流入消化系统，如果马上洗澡，就会使得血液流向皮肤而使心脏血量减少，很容易发生心脑血管意外。

第四，洗澡不宜太快。高血压患者的血管会有不同程度的硬化，如果动作太大、太快，容易引起患者脑血管发生意外，尤其是老年患者。

第五，酒后或者疲劳时不能洗澡。喝酒之后血液中的葡萄糖会被大量消耗，体能会下降，很容易引起高血压患者出现各种不适；疲劳中的患者，其血压更加不稳定，不宜洗澡。

第六，不要到公共浴室洗澡。公共浴室的水温不好控制，而且一般比较高，容易引起高血压患者不适，而且，公共浴室的通风设备也比较差，会让人觉得很闷，对高血压不利。

调养小贴士

长期有心、脑、肾等并发症的高血压患者在洗澡时更需注意，冷水的刺激作用会更加明显，加重心、脑、肾等器官的负担，加重病情，所以，患者洗澡时一定要注意。

温泉浴促循环

越来越多的人选择泡温泉，泡温泉有好多好处，能促进全身血液循环。温泉中含有各种微量元素，有美容养颜、镇痛解乏等功效。那么，对于高血压患者来说，能否泡温泉呢？高血压患者应该如何泡温泉呢？

一般来讲，温泉的温度较高，容易使人大量出汗，心跳加快，心脏耗氧量增加。对于高血压患者来说，这也是引起脑卒中及心肌梗死的诱因。所以，患有高血压和心脑血管疾病的患者要小心，血压不稳定的情况下最好不要泡温泉。对于病情不是很严重，且控制稳定的患者来说，可以选择温度适宜的温泉水浸泡。血压较高者严禁泡 42℃ 以上的高热温泉，进入高温温泉，血压就会急速上升，再下降，然后上升，这样反复的变化不利于身体健康。高血压患者适合泡水温 38℃ 左右的中低温温泉，这样能使泡澡期间的血压维持正常水平，浴室的温度最好调整为 22～24℃，浴室温度与温泉水之间温差较小，对血管的影响也会减小。

温泉浴缓解高血压的方法有很多种，下面的是经常使用，而且简便、治疗效果比较好的三种方法。

1. 全身浸浴法

躺在浴盆内，放入适量温泉水，水深不要超过乳头，水温控制在 37～39℃，在水中静卧不动，10～15 分钟起来休息一会。

2. 局部浸浴法

分为手浴与足浴两类。脱去衣服，身体用毯子包好，坐在椅子上，把双手或者双脚浸入 34～36℃ 的温泉水盆中，接下来往盆中缓缓加入热泉水，10～15 分钟后使浴温达到 40～42℃，保持此温度 6～8 分钟。

3. 全身淋浴法

全身淋浴的水温为 38～40℃，每次 3～5 分钟。

总体来说，高血压患者泡温泉要十分谨慎，应注意以下几个方面。

1. 空腹或者刚吃饭后不宜入浴。空腹状态下入浴，容易引起虚脱、眩晕、恶心和胃频繁收缩等不适；入浴后血液大量流向体表，胃肠血液相对减少，容易引起消化不良等现象，所以，刚吃完饭不要马上入浴。通常餐后 2 小时，胃内食物大多数已消化，入浴则无不良影响。

2. 出浴时不宜过猛。尤其是老人，出浴时要缓慢坐起，渐渐站起，一定不要猛力迅速站起，防止体位性低血压导致昏倒、跌伤。

3. 浴后要喝点热水，适当补充维生素。因为浴中大量出汗，钠离子、维生素 B$_1$ 与维生素 C 大量丢失，所以浴后要及时补充水分及维生素等。

4. 注意浴后保暖，严防感冒。浴后皮肤血管扩张，血液循环加速，这时如果室温太低，汗水蒸发散热过快，很容易导致体温下降，容易造成感冒。最好保持室温 22～25℃；出浴后要及时擦干身上的水分，穿上衣服，注意保暖。

调养小贴士

温泉浴疗可改善大脑皮层和心血管功能，使皮肤毛细血管扩张，从而使血压下降。温泉浴还能改善患者的情绪，帮助消除疲劳，这样对高血压患者能产生一定的辅助治疗效果。研究发现，有95％以上的Ⅰ期高血压患者和70％左右Ⅱ期高血压患者，适当泡温泉后，可使血压下降，并稳定在一定水平。

测量血压有门道

日常生活中，要做好高血压的预防工作，把工作重心放在血压变化上，这样一来，患者才能了解病情发展的程度，然后做出正确的应对措施。不然一些工作都将是无用功，同样也不会取得好效果。

很多时候，高血压并不能通过症状反映出来，所以，只有了解血压的真实情况，才能做出正确判断，而这也给医生制定治疗方案提供了方便。

● 患者要注意检测血压

不管是早期发现高血压，还是后期对高血压进行治疗，患者都要学会自我检测血压。绝大多数患者接受训练之后都能掌握测量血压的方法，自测血压并没有想象中那么难。

1. 检测血压的方式

不管是家庭还是医院，检测血压的方式主要有水银柱式、气压表式和电子血压计三种方式。水银柱式检测血压的方式比较准确，但使用之后要注意收好，防止水银外泄，否则会影响其准确性，在使用时应该检查血压计零点；气压表便于携带，比较方便，但是气压表是机械装置，所以不能长时间保持其准确性，每隔一段时间就要校准一次，避免产生误差；电子血压计在近年来家庭使用得比较多，也需要经常校准精度。

2. 测量血压的注意事项

为了测量血压的准确性，在测量前应该注意休息，消除身体疲劳和紧张情绪，而且要排便，减少其他因素的干扰。检查时应该将手臂放在与右心房同一水平高度的位置，并外展 45°。

将袖带展开，袖带下缘距离肘部 2 厘米，缚在上臂时要松紧适度。将听诊器放在肱动脉上，向袖带中打气，待肱动脉波动消失时，将水银柱升高 30mmHg，然后缓慢放出袖带中的空气，就可以读出结果，听到的第一声响对应的数值为收缩压，最后一声响为舒张压。

测量血压一般以右上肢为准，一般要连测 2～3 次，然后取平均值，而重复测量时要放掉空袖带中的空气，以免影响测量结果。

● 深呼吸的动作要少做

当人处于紧张情绪时，常会用深呼吸的方法来缓解自己的紧张。不过，不要以为这样就有益于身体健康，尤其是高血压患者，因为深呼吸可能诱发心脑血管疾病，威胁患者生命。

深呼吸会使血压大幅度上升。呼吸时，人体会吸入氧气排出二氧化碳，但如果体内的二氧化碳大量排出，血管口径就会缩小，导致循环阻力增加，从而引起血压上升。

深呼吸时，血管会变窄，导致各脏器的血流量减少，所以，虽然深呼吸增加了氧气的摄入，但是组织器官的供氧量却相对减少，可能会引起一系列不良后果。

调养小贴士

其实暴怒、大笑也是间接深呼吸的方式，其中还有情绪的影响，这些对于高血压患者来说，更容易发生意外。

 高血压患者避免长时间卧床休息

有的患者认为，患了高血压后应该多睡觉、多卧床休息，这样更有利于身体康复。但这种说法是否正确呢，长时间卧床休息会对高血压患者产生哪些影响呢？

高血压作为一种慢性疾病，身体机能逐渐衰退，健康状态也受到威胁。一些患者在患病之后，整日忧心忡忡、情绪过度紧张，认为只有待在床上多休息才能避免病症加重。其实刚好相反，长时间躺在床上休息，反倒容易造成大脑供氧不足，进而引发头晕、浑身乏力等不适。如此一来，体力更加不济，病症逐渐加重。

长时间卧床，很容易使胃肠功能弱化，引起食欲不振、腹胀、反酸等消化不良症状，导致营养缺失，免疫力下降。当人体长时间处于静止状态时，严重者会产生肌肉萎缩、骨骼脆弱，关节也变得不灵活；血液循环会变得缓慢甚至不畅，如此一来身体健康严重受损，更容易诱发各种并发症。

另外，长时间待在室内，很容易受到室内污浊空气的影响，导致呼吸不畅，这对高血压患者来说非常不利。

高血压患者要避免长时间待在房间、躺在床上，要尽量走出去，经常呼吸新鲜空气，促进新陈代谢活动，增强自身免疫力，保持积极向上的状态，促进身体健康。

对于高血压患者来说，起居有常、生活有规律，能平衡体内的激素分泌，如果长时间躺在床上的话，很容易打乱生物钟，使内分泌系统也处于混乱状态，容易导致血压波动过大，诱发各种急性、慢性并发症。

高血压患者应该避免经常睡懒觉或整天待在室内卧床不起，要根据自己的实际情况，做一些力所能及的活动，每天坚持进行户外活动，如散步等，能有效改善身体器官功能，利于身体健康。

调养小贴士

高血压患者，日常起居一定要注意细节，如早晨起床动作要缓慢。早晨醒来之后，不要着急马上起床，最好先在床上仰卧，活动一下四肢和头颈部，以此促进血液循环，帮助肢体肌肉和血管平滑肌恢复适当的张力，避免在起床时因为体位突然发生变化，导致血压大幅波动。

老年高血压患者如厕需知

对于大多数人来说，排便是件轻松、平常的事，但是对于部分老年人来说，尤其是患有高血压的老年人来说，却是一个不小的负担。因为一个不小心，起身猛了一些，就会使血压升高，可能会诱发意外情况。

也许你曾经听说过这样的事情，有人在如厕时发生猝死，听来觉得有些匪夷所思，不过，这也并非是不可能的事情。对于老年人来说，大便时不能太过于用力，如厕时间不能太长，以免发生意外。厕所要具备安全设施，如照明灯光、扶手等，物品要有序摆放。同时还要注意如厕姿势，避免长时间弯腰、低头，站立小便时，最好能一手扶着墙，小便困难时不要太过于用力。另外，老年人上厕所最好不要从里面插门，防止发生意外时外面的人无法进入。老年高血压患者如厕时要谨记以下注意事项。

● 注意如厕姿势

当老年人采取蹲姿如厕时，很容易造成血液循环障碍。因为蹲姿容易减小腹股沟和腿窝处的动脉血管折曲度，下肢血管因此容易发生严重弯曲。除此之外，排便过程中需要屏气用力，如此一来，腹压增高，促使血压急剧升高，容易导致脑部血管破裂出血，威胁生命安全。

如果上厕所采取坐姿，能有效避免这种危险。采取坐姿下肢弯曲度为 90°左右，能有效避免血液循环障碍，不会促使血压升高，能避免意外发生。所以，老年高血压患者如厕时要尽量选择坐姿。

● 如厕时间避免过长

对于患有高血压、动脉硬化、脑血管病等病症的老人来说，如果如厕时间太长，大便用力时间较久，都有可能发生意外。其中比较常见的就是大便用力引发心肌梗死、脑卒中，导致猝死。小便久立没有靠扶，也容易发生排尿性晕厥。所以，高血压患者如厕时间不宜过长，大便时间不宜超过 5 分钟，以免引起意外。另外，如厕时间过长也容易增加痔疮的发病率，增加排便困难，形成恶性循环。

调养小贴士

　　高血压患者最好养成定时排便的习惯，这样能够有效防止便秘的出现。便秘可以说是增加高血压患者如厕危险性的一大祸星，因此，高血压患者一定要严密注意，防止便秘的发生。为了避免便秘，高血压患者还要养成良好的饮食习惯，多吃富含膳食纤维的蔬菜水果。如果便秘严重，可以适当服用促进排便的药物。

四季养生有侧重——春季养生要点

　　春季天气变化比较快，高血压患者要格外注意自己的身体。温度变化可能会影响高血压患者的病情。高血压患者要学会一些诊断和治疗方法，这样才能保证身体健康。

　　春天万物复苏，生机勃勃，这时选择一些能够放松自己的活动。例如，穿着宽松的衣服，参加户外活动，多散步，但是不要压抑自己，使自己的精神慢慢升起来。否则很容易伤肝，到了夏季很容易发生寒变。

　　春天时多吃五谷、豆子，这些都是种子，主生发。谷是指粮食，如大豆、大米、小豆、小米、面，这是养生的好食物。这些食物做成五豆粥、春饼等。春饼中卷有各种蔬菜，新鲜的蔬菜也主生发。从养生方面考虑，春季应该多选用这类食物。需注意的是，不要选择反季食物。

　　春季是生发之季，所以很多旧疾容易复发，不过，可以借助春天的生机来冲击身体中的疾病，将病邪赶出身体，通过合理调养治愈旧疾。

　　春天属性为木，对应人体的肝经，如果没有得到充分生发，夏季时，心火就不会旺，供生长的物质就会不足。人体生发主要靠肝气，春季肝气旺盛，但过旺会抑制其他脏腑的功能，肝气又不能压抑，需要合理的转化和排泄，称为疏肝理气。

　　都说"春捂秋冻，不生杂病"。初春气候阴寒，阳气渐生，气候渐渐暖和

起来，寒邪时有袭来。因此，早春宜保暖，衣服不能减少，要有适应的过程，捂一段时间，可以帮助人体阳气生发，避免身体受寒。尤其是体衰气弱的患者，春天风冷易伤腠理，更加不能过早脱掉棉衣。但是有些人认为捂得越多越好，这种想法是错误的。春捂一定要有限度，尤其是在锻炼时，汗液排出较多，容易导致机体脱水，血黏脉阻，严重时还会导致心肌梗死或脑卒中。因此，春捂一定要因地、因时、因人制宜才是正确的方式，不能刻板理解。

春季是运动的最佳时节，有助于人体的新陈代谢，尤其是高血压患者更加需要锻炼。户外锻炼有助于增强身体免疫力，改善机体代谢，有效促进血液循环，消除身体疲劳，抵制抑郁，调节心理。外出晒太阳有助于增加维生素D，利于身体对钙质的吸收，预防骨质疏松；吸入新鲜的空气，有效改善心脑的氧气供应，增强大脑对心脏血管收缩舒张的调节功能，防止冠心病和脑卒中的发生。高血压患者在病情稳定情况下，外出春游是不错的选择，可以爬山、慢跑、散步，但是锻炼一定要有度、有节。

调养小贴士

春季时，一定要早睡早起，保证充足的睡眠时间。但是也不能起得太早，顺应自然生发的阳气，强身健体。注意室内空气新鲜，经常开窗通风，对消除春困十分有益。每天午睡半小时，可以消除春困，保持睡眠充足有利于控制血压。

四季养生有侧重——夏季养生要点

夏季炎热，血液涌向皮肤，导致皮肤血流量要比常温时增加2～3倍。高血压患者经常会感到头晕脑涨，心脏也会有不舒服的感觉，甚至会诱发脑血栓和心脏病。那么，高血压患者怎样才能安然度过夏季呢？其实，关键在于夏季养生。

心脑血栓形成的主要因素有血管内膜受损，暴露出易形成血栓，血流量减慢，血液黏稠度增大等，夏季正是心脑血管疾病高发的季节。

夏季天气炎热，出汗较多，水分从皮肤、黏膜丢多增加，如果不能及时补充水分，很容易导致血液黏稠度增加，引起血压升高。所以，高血压患者在夏季一定要注意及时补水，即使不感觉口渴也要喝水。为了补充从汗液中丢失的盐分和维生素等，可以在水中加些盐，或者饮用鲜榨果汁。但如果同时患有糖尿病，就要避免饮用糖含量较高的果汁，或者饮用淡茶水、白开水。高血压患者容易在清晨发生脑卒中和心肌梗死等意外，这和夜间缺水有一定关系。高血压患者最好在床边放杯清水，一早醒来慢慢喝杯水，补充水分，降低血液黏稠度，对于预防血栓形成很有帮助。

夏季暑热，晚间难以入睡，早晨起床又较早，很容易造成睡眠不足、睡眠质量下降等问题，从而导致夜间血压增高，血压波动较大，心脑血管损害加重。所以，高血压患者夏季一定要注意做好防暑降温工作，同时保证充足睡眠，中午可适当休息 0.5～1 小时。

夏季炎热，有些人喜欢将空调温度调得很低，尤其是外出回来后，希望这样做能使自己尽快凉快下来。但是这样一热一冷，血管由原本的舒张状态一下子变成收缩状态，很容易引起血压急剧升高；在空调房间里逗留时间越长，出门就会感觉越热，血管扩张，血压有所下降，这样血压就会不停地波动。所以高血压患者最好将空调温度调至 26℃ 左右，出门前半小时关闭空调，让身体逐渐适应室外温度；外出归来不要离开打开空调，静坐 10 分钟待身上的汗液干透后再开空调，同样不能将温度调得过低，以免引起血压起伏过大。

调养小贴士

　　高血压患者进行饮食治疗，不但有助于降低血压，同时还能预防或纠正其他的心脑血管病危险因素的出现。在炎热的夏季，高血压患者更要坚持低盐饮食，增加新鲜蔬菜、水果的摄入量。如果食欲不佳，可以选择清爽可口的凉拌菜。

四季养生有侧重——秋季养生要点

　　秋季来临，高血压患者需要及时增添衣物，坚持锻炼，合理安排饮食，做

好高血压的护理工作，将血压保持稳定。那么，高血压患者秋季具体应该怎样保持血压呢，日常饮食和锻炼该如何进行呢？

秋季天气冷热变化大，高血压患者尤其要注意。冷空气会刺激血管收缩，血压也会随之升高，容易诱发心血管意外。秋季气候转凉，压抑的食欲逐渐恢复，稍不注意就会进食过量，造成血压波动。因此，保持合理的膳食结构，控制食量，合理穿衣，另外还要注意定期去医院复诊。

1. 用药需三思。夏季天气热，血管舒张，基础血压水平相对降低；秋季气温开始转凉，血管收缩，血压会随之升高，应及时调整降压药的剂量。

2. 秋季气候比较干燥，温差大，早晨温度低，血管易收缩，血压易升高。因此除了要放松身心，可调整服药时间。

3. 多到大自然走走，尽可能多呼吸负氧离子。如果没有时间，可以考虑使用负氧离子机，因为它能生成等同于大自然的小粒径、高活性负氧离子。

4. 天气转凉，要进行适量运动。高血压患者不要做剧烈运动，但可以做一些轻缓的运动，如散步、打太极拳等。

5. 秋季气候干燥容易导致鼻出血，鼻出血通常预示血压不稳，是脑卒中的征兆。

6. 加强自我保健，按医生的嘱咐服药；保持心情开朗，情绪稳定。

7. 饮食平衡：建议采取"1234"法，一分豆腐或蛋，二分五谷杂粮，三分水果，四分蔬菜。

8. 秋冬两季，高血压患者最好能每天测量血压。

"秋冻"实际上也具有一定道理，能提高人体的抗寒能力，寒冷冬季到来时，就能抵御严寒对人体的侵袭。如果身体健康，完全能够适应秋冻。只是医生提醒，秋冻虽好，但并不是每个人都适合，中重度高血压患者就不适宜。

秋季气温变化比较大，温度、风力、气压都处于较大的波动状态，气候的变化也会导致皮肤、皮下组织血管收缩，周围血管阻力增大，血压上升，血液黏稠度增大，很容易诱发心绞痛、心肌梗死、脑卒中等病症。因此，高血压患者注意及时增添衣物，秋冻要适可而止。

秋季天气干燥，"润燥"就成了养生保健的主题。进入秋季，高血压患者以清补为主，可以多吃一些营养丰富且有降压作用的食物，如莲子、银耳、山菊、百合、芹菜等；冬瓜、胡萝卜、西红柿、茄子、藕、洋葱、香菇、猕猴桃、柚子、山楂、苹果、香蕉等蔬果含有丰富的钾离子，能够对抗钠的升压作

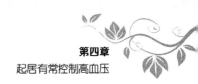

用，同时具有补中益气、生津润燥的作用。

调养小贴士

鼻出血似乎和高血压没有关系，对于老年人来说，如果突然发生大量难以止住的鼻出血，有可能是由于高血压所致，应该及时测量血压。长期高血压会导致鼻腔静脉系统处于淤血及扩张状态，一旦血压大幅波动可能会导致鼻腔静脉破裂。

四季养生有侧重——冬季养生要点

高血压患者在控制血压时，要时刻谨慎，尤其要注意季节交错时，更要做好高血压的保健工作。很多高血压患者都会有类似的经历，夏天相对来说血压好控制一些，而冬天血压却不好控制。

冬天血压容易"失控"，为什么高血压在冬天容易加重，高血压患者应该如何应对呢？

冬季血压升高与气候比较寒冷，交感神经系统活性增加导致外周血管阻力增加有关。如果大家能严格遵守下列 4 条原则，就能很好地控制血压。

● 勤测血压，及时就诊

高血压患者应该每天按时测量血压，若发现血压控制不佳，应及时去医院就诊，请医生根据血压情况调整治疗方案。通常，高血压患者应将血压控制在 140/90mmHg 以下，合并糖尿病、慢性肾病的高血压患者应将血压控制在 130/80mmHg 以下。

● 少盐少油，戒烟限酒

控制盐的摄入量，每日食盐量不超过 6 克，最好控制在 4 克以下。每天进食新鲜蔬菜 400～500 克，多吃具有降压、降脂作用的食物，如芹菜、胡萝卜、

西红柿、山楂、香菇、洋葱等。还要对脂肪进行控制，尤其是动物脂肪。除此之外，戒烟限酒是必需的。

● 适度运动，避免劳累

高血压患者在冬天仍需坚持锻炼，大家可根据年龄和身体状况选择慢跑、步行等运动，每周 3～5 次，每次 30 分钟左右。晨练应该在太阳升起后进行，并注意做好防寒保暖工作。冬天的运动量应比夏天小，且一定要在服药后再锻炼。此外，节假日应注意避免过度劳累，保证休息，避免引起血压波动。

● 选长效降压药，联合用药

治疗高血压提倡小剂量、联合用药。与单药治疗相比，联合用药的降压疗效更好，不良反应也少。高血压药物应严格遵医嘱定时、定量服用，切忌突然停药或减量，以免血压反弹。

需要注意的是，利尿药会导致体内水分流失、血液浓缩，增加血栓的风险，冬季不宜服用。速效利尿药在冬天更应慎用，以免因降压速度过快、幅度过大而导致重要脏器供血不足，诱发脑卒中、心绞痛等严重疾病。

以上几项原则是专家向高血压患者提供的重要建议。冬季天气寒冷，对于高血压患者是一个不小的考验，高血压患者一定要谨记这四条原则，确保血压稳定。

第五章

中医调养助降压

　　防病治病要对症下药，高血压的调治同样也应该坚持这一原则。高血压用药讲究分寸，中医中药经济实惠的同时又具有很好的疗效。中药参与治疗和预防能减少西药的用药量，这样既可以降低费用，同时又可以提高治疗的长期性和顺从性。并且，一些食物也可以作为治疗高血压的助手，既达到标本兼治，又可以大大降低用药的不良反应。当然中药的应用需咨询中医，需寻找正规渠道，找到适合自己的良方。

中医对高血压的理解

中医没有高血压这一病名，根据高血压的病症特点分析，认为高血压的发病与下列因素有关。

1. 七情失调

七情包含喜、怒、忧、思、悲、恐、惊，其中对高血压影响较大的就是怒、忧。

2. 饮食失节

生活没有规律，过度疲劳，或是吃一些过于肥甘厚味的食物，暴饮暴食，进而导致生热、生湿、生痰而伤肝。

3. 内伤劳损

先天不足，后天失调，体质较弱，发育不良，色欲过度都会伤及肾精，导致肝阳偏高。

中医对高血压的分类有肝阳上亢型；阴虚阳亢型；阴阳两虚型；肝肾阴虚型；肝火上冲型；气滞血瘀型；痰热阻窍型。

中医着眼于患者的整体调整，改善症状，减少病痛，提高生活质量。在治疗过程中，首先应该改善症状，调节机体的阴阳平衡，同时要根据病程的长短、心肾功能、血脂代谢的情况加入活血化瘀、补肾通络、降脂化痰利尿的药味，以利于清除血管内粥样斑块，防止老年患者血压降低过快、血压不稳定的不良反应，达到持久有效、稳定的降压效果。

高血压病机是机体阴阳失衡-脏腑功能失调-气血逆乱-痰湿中阻-瘀血阻络，久病入络，造成脏腑器官靶细胞的损害，最常见的是对心、脑、肾动脉血管的影响，左心室重构、颈动脉粥样硬化是常见损伤，也是形成缺血性脑卒中的重要危险因素。在辨证基础上，治标降压，治本补肾，扩张血管，降低血液黏稠度，增加冠状动脉血流量，从而改善心肌缺血。

中医学在长期的实践中总结出，高血压患者大多有肝阳上亢、肝肾阴虚、肾精亏虚等，因此治疗时要采取滋阴潜阳、平肝息风的方法。高血压患者如果需要进补，重点应补阴。一般情况下，补阳药如鹿茸、海狗，补气药如人参、黄芪属忌用或慎用范围。即使有明显的气虚症状，在使用补气药时，一般采用

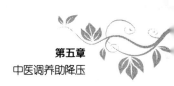

药性平和的缓补药物，并且在补阴的基础之上补气补阳，而不是单独使用补气壮阳之品。

对于补气养阴功能的西洋参，高血压患者必须在血压平稳之后小量服用，以扩张血管、降低血压，切忌用量过大。

调养小贴士

中医治疗高血压并不是以降压作为唯一疗效，而是通过综合性治疗整体调理降压，其中包括心理健康的疏导和治疗，不良习惯干预，合理健康的饮食。对于轻度高血压不需要长期服用降压药者，建议选择针灸、按摩、足疗和药枕等保健方式。

中医治疗高血压的原则

治病就像走路，一定要找准方向，否则始终不能到达终点，得不到好的治疗效果，还有可能会对患者造成伤害，使病情更为严重。对于患者来说，找到正确的治疗方向，就是要认清病情的类型特征。

中医和西医各有所长，如果在治疗上有些地方用西医方法没有取得好效果，可以试试中医的方法。中医辨证的治疗方法根据不同患者的情况制订出更有针对性的治疗方案，这样也能避免多走弯路。

中医讲究调养，更多时候主要借助一些外力的作用刺激器官，以此发挥相应功能来缓解病情，达到治疗效果，相对于西医用药物干预的方法更具有安全性。所以，在治疗高血压上有不可替代的积极作用。

● 中医主要讲究辨证施治

中医治疗时会根据患者的具体情况，改善病症，调节身体阴阳平衡，同时也会根据各个器官的损伤程度、病情长短等情况，相应加入能够缓解病情的药材。同时，因为中医疗法的作用比较缓慢，但是时间更持久，所以能避免血压

降低过快等不良反应。

● 中医能起到标本兼治的作用

中医认为，高血压主要是因为体内阴阳失衡，导致脏腑功能失调，出现气血逆乱的情况，时间一长，患者自然就会出现各器官的受损情况。通过中医辨证治疗的方法，改善各器官的功能，使受损的器官逐渐恢复健康，以此改善气血运行情况，达到降压效果。而器官功能的恢复，预示达到标本兼治的效果。

● 中医的不良反应较少

很多患者在服用降压药时都会出现不良反应，这可能是因为服药的方法、剂量等存在误差而引起的，也有药物本身对人体有害，毕竟有些药物的成分不是人体所需要的，进入人体之后会阻碍器官功能的发挥，或者损害器官。如果加用或改用中医方法，能有效减少这种担忧。中药大多源自天然成分，如果能了解药材的相关作用，就能避免对病情产生的不利影响。所以，有很多服用西药的患者都会用中药来缓解西药的不良反应。

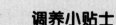

调养小贴士

中医治疗的效果比较慢，这一点和西医处理紧急病症的能力是无法匹敌的，但是西医会产生相应的不良反应。所以想要取得好效果，可以将中医和西医结合起来，用西医控制病情发展，用中医调养，辅助治疗，取得更好的效果。

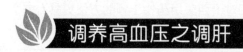

调养高血压之调肝

从表面看，高血压和肝脏并没有多大关系，但由于高血压的特殊性，需要患者每天定时定量服用药物，才能够保证血压正常，因此很容易导致药物性肝损伤，所以说，在降压时不要忽略对肝脏的保护。

药物性肝损伤是指在使用药物的过程中，因为药物本身或使其代谢产物或是由于对药物的敏感、耐受性降低，从而导致肝脏损伤。一些轻度的肝损伤能够自行修复，严重者有可能会危及生命。而中医认为，肝主疏泄，性喜条达，司一身之气机。无论哪种类型的高血压，都存在气机逆乱的情况，调肝是不可缺少的手段。调肝主要从疏肝降逆、清肝泻火、平肝潜阳、镇肝豁痰几方面着手。

1. 疏肝降逆

《素问·至真要大论》中说："诸风掉眩，皆属于肝。"说明肝在高血压的发病中起主导作用。肝郁上冲，气血逆乱，使血压升高，以疏肝降逆治疗为主。常用白芍、枳壳、青皮、佛手、郁金、钩藤、龙骨、牡蛎、代赭石等疏肝、降逆药，使气血调和，血压恢复正常。

2. 清肝泻火

高血压多属于本虚标实之证，临床常见情志过极，肝郁化火，上扰清窍而使血压升高，以清肝泻火治疗为主。常用龙胆草、黄芩、菊花、夏枯草、苦丁、牛膝等药治疗。

3. 平肝潜阳

肝藏血，肾藏精，精血互生，故有"肝肾同源"的说法。若肝肾阴虚，水不涵木，则至肝阳上亢，血压升高，以平肝潜阳治疗为主。常用磁石、地龙、生地黄、钩藤、牛膝、牡蛎、石决明等药治疗。

4. 镇肝豁痰

中医素有"无痰不作眩"的说法，肝气夹痰上冲，痰气交阻，气血逆乱，导致血压升高，以镇肝豁痰治疗为主。常用石决明、半夏、瓜蒌、陈皮、白术、天麻、茯苓、石菖蒲等药缓解。

为大家介绍一下养肝护肝的方法。

1. 多吃"三黑"。这里的"三黑"是指黑米、黑芝麻和紫菜，尤其是在春季宜多食，春季通肝，而"三黑"又是很好的养肝食物。不仅如此，还可增强免疫力。

2. 保证睡眠。熬夜、生活不规律对肝的伤害尤为严重，《黄帝内经》记载"肝藏血，主疏泄"。现代医学研究证实，睡眠时进入肝脏的血流量是站立时的7倍。因此，保证充足良好的睡眠，是一种重要的养肝方法。

3. 运动。强健的身体是预防一切疾病最好的方式，但要根据自身的能力来选择适当的运动。

调养高血压之健脾

高血压与脾、肾、肝都有一定关系，脾、肾、肝功能失调会导致血压变化，因此想要改善高血压必须增强脾、肾、肝的功能。

脾主运化，喜燥恶湿，若为湿所困，则运化失常，表现为大便稀溏、腹满腹胀、不思饮食、嗳腐吞酸等，其病机为湿邪困脾，故要健脾祛湿。

温补脾胃是解除湿困的最好途径，温补脾可食用健脾的食物，如鲫鱼、胡萝卜、苹果、淮山菊、莲子、芡实、猪肚、鸭肉等；祛湿的食物有赤小豆、薏苡仁、莴笋、扁豆、冬瓜等，或者平时坚持喝祛湿的饮品。潮湿往往与"寒"在一起，要注意保暖，不要受凉，也不要吃太寒凉的食物。

薏苡仁：薏苡仁的功效为利小便、消水肿、治脚气及脾虚泄泻等疾病，尤其适用于脾虚湿胜者。如果出现水肿腹胀、食少泄泻、脚气浮肿等脾虚湿胜症状，可用薏苡仁与茯苓、白术、黄芪等药配伍。因薏苡仁性偏凉，能清利湿热，亦可用于湿热等症。

白扁豆：性平，味甘，亦药亦食，能补脾胃、化湿热。皮肤湿疹者食用，有药疗食疗之效，有药补食补之功效。《药品化义》中记载，扁豆，味甘平而不甜，气清香而不串，性温和而色微黄，与脾性最合。经常吃白扁豆，脾健运而湿热去，有利于治愈湿疹顽症。

绿豆：性凉，味甘，有清热、祛暑、利水、解毒的作用。古代医家认为它可以主丹毒烦热，风疹，治痘毒，疗痈肿痘烂等皮肤疾患，主要借用其清热利水解毒的功效，有利于祛湿清热。

冬瓜：性凉，味甘淡，有利水、清热的作用。

丝瓜：性凉，味甘，可以起到清热、凉血、解毒的效果。

调养高血压之补肾

"高血压"是一种独立的疾病，是形成心脑血管疾病的重要因素，如今已经成为大家关注的健康话题。在调养高血压的过程中，并非只是针对高血压病症，通过补肾的方式也能调养高血压。

　　中医没有高血压这一病名，根据其症状特点可属"眩晕"、"头痛"等范畴。高血压的发病与肾精不足，冲、任脉失调，劳伤过度，损及阴血，导致肾阴虚损，肝失濡养，肝、肾阴虚，水不济火，虚阳上拢有关，表现为眩晕、头痛、心悸、耳鸣、目胀等症状。高血压的病位在肝肾，以肝盛肾阴虚，上实下虚为多见。因此，滋养肝、肾是辅助治疗高血压，预防心脑血管疾病的关键所在。

　　肾为先天之本，是人体最重要的脏腑之一，肾精决定了人体的生长快慢。先天肾精是否充足，决定了我们身材的高低、毛发的密度、生殖泌尿系统的正常发育以及人体后天之本"脾脏"的功能。脾、胃、肠等消化系统在肾精的作用下能够将我们每天所吃的食物化作精血，维持生命，补充肾精这个原动力。因为劳累、疾病等原因使处于平衡状态下的肾精亏损，导致五脏功能失调，形成各个脏器不同时期、不同症状的病变，造成脾不运血，肺不纳气，肾精得不到滋养和补充，最后危及生命。

　　中医认为，高血压是肾阴虚、肝阳上亢的表现。五行中肝属木，应自然界春生之气，应该保持柔和、舒畅。肝木需要肾水来滋养，如果肾阴虚，肾水枯竭，就会出现易怒、烦躁、口干舌燥等症状。

调养小贴士

　　中医认为"心、肝、脾、肺、肾五脏一体，肾为五脏之母，肾虚乃百病之源"，治疗高血压的原则是补充因久病体虚而损耗的肾精，滋肾阴，调整肾功能，以达到五脏平衡，各守其职。以肾水抑制肝火，从而减轻一系列临床症状。

 ## 调节血压中药来帮忙

　　现代药理学研究发现多种中药具有不同程度的降压作用，通过临床实践证实，中药的降压作用和西药相比具有和缓特性，不良反应较轻但是效果较弱。所以，中西医结合是高血压病的理想治疗方法。

在中药的选择方面，最好要在中医师的指导之下服用。中医对于高血压的治疗以辨证论证、整体调理为主，针对不同类型的患者采用不同的方法。如果盲目用药会影响疗效，增加不必要的药费，甚至会延误病情。

常见的具有调节血压作用的中药包括清热药黄连、玄参、夏枯草、半边莲、野菊花、黄柏等；攻下药大黄、商陆、大戟、芫花等；祛湿药独活、徐长卿、茵陈、厚朴、瞿麦、扁蓄等；温里药附子、川乌、荜茇等；理气药香附、沉香、青木香等；理血药红花、益母草、鸡血藤、三七、川芎、延胡索、大蓟等；化痰药桔梗、前胡、白果、杏仁等；平肝药羚羊角、钩藤、地龙等；扶正药生地黄、当归、淫羊藿、白术、黄芪、菟丝子、杜仲等。还有一些不常用的中药，如罗布麻叶、臭梧桐叶、豨莶草等，都具有很好的降压作用，应选择使用。

中药和西药完全不同，主要区别在于中药对血压有双相调节作用，即血压高者可降低，血压低者可升高，如人参、鹿茸、白芍、五味子、红景天、浙贝母、苍术、干姜、吴茱萸、细辛、牛黄、木香、白芥子、丹参、益母草、海藻、仙鹤草、四季青等。

调养小贴士

有人认为中药治疗高血压无不良反应，其实这是对中药的一种误解，因为中药也是药，是药三分毒。中药既有治疗疾病的正作用，同时也有不良反应。中药治疗需要根据个体差异进行辨证，因此需要在医生的诊治之下服用药物。

针灸降压有一套

针灸是中医治病中的重要组成部分，主要通过针刺的方式刺激相关穴位，疏导经络，帮助调整气血和脏腑功能，也能帮助稳定血压，控制病情的发展。

针灸治病坚持"虚则补之，实则泻之"的原则，通常采用补、泄的施针手法，只有用对了，才能达到"扶正祛邪"、"保健治病"的作用。

● 针灸帮助稳定血压

用针灸的方法治疗高血压已经在临床上得到了证明，用针灸疗法辅助降血压能起到很好的效果。针灸是利用经络具有的传导感应，纠正患者体内阴阳失调、肝肾阴虚等症状，使患者体内的血压趋于稳定。

针灸具有安心凝神、滋养肝肾的作用，不仅能改善头痛等症状，还能帮助调节神经系统、扩张小动脉，促使血压下降。

针灸对轻中度高血压有很好的疗效，治疗的同时还能缓解症状，但是重度高血压情况复杂，需要根据病情配合适宜的降压药物，来帮助改善高血压的愈后情况。

针灸疗法需要针刺穴位，如果没有专业技术，很容易造成伤害，甚至使病情更加严重，所以患者不要在家自行针灸。

● 用于降血压的针灸穴位

1. 百汇穴：位于头顶正中线和双耳连线的交点位置。

2. 印堂穴：梁眉头连线的中点位置。

3. 头维穴：额角发际向上 0.5 寸的位置。

4. 攒竹穴：眉毛内侧边缘凹陷处的位置。

5. 率谷穴：在耳郭上方，入发际 1.5 寸处。

6. 中脘穴：在腹部正中线上，肚脐上方 4 寸处。

7. 气海穴：腹部正中线上，肚脐下 1.5 寸处。

8. 关元穴：腹部正中线上，肚脐下 3 寸处。

9. 大横穴：肚脐旁开 4 寸处。

10. 曲池穴：弯曲肘部，肘横纹外端的凹陷处。

11. 内关穴：手腕横纹向上 2 寸处，在桡侧屈腕肌腱同掌长肌腱之间的位置。

12. 神门穴：位于腕部，腕掌侧横纹尺侧端，尺侧腕屈肌腱的桡侧凹陷处。

13. 鱼际：在手外侧，第一掌骨桡侧中点赤白肉际处。

14. 劳宫穴：第二、第三掌骨之间偏于第三掌骨，握拳屈指时中指尖处。

15. 三阴交穴：小腿内侧，脚踝上方 3 寸处，胫骨内侧面的后院处。

● 针灸降压的注意事项

1. 要选择合适的针具。针具的选择应该根据患者的体质和病情，以及具体的施针部位等选择粗细长短相宜的针具。比如体质较好的患者，身上的肌肉比较丰满，可以选择相对较粗的毫针，而体质弱的患者就要选择较细的毫针。

2. 施针时要选择合适的体位。选择一个合适的体位，能更好地选取穴位，还能防止针具对身体造成伤害。比如说体弱的患者就不应该采取坐姿受针，最好取卧位，这样消耗的体力少，可以防止意外。

调养小贴士

进行施针的针具要进行严格的消毒才能用于治疗。施针者的手要清洗干净，然后用酒精消毒；针具也要用酒精进行消毒，做到一穴一针。

艾灸养生助降压

艾灸疗法是中医疗法中不可缺少的一部分，经过艾条的熏灸作用，能够起到温养经络、疏通气血的作用，刺激患者的脏腑功能，使病情得到好转。

艾灸通过刺激经络，能起到调节内分泌的作用，而且艾灸的方法很多，患者可以根据病情采取相应的治疗方法来帮助降低血压。

● 艾灸，依据实际情况治疗

1. 痰湿阻塞型患者的治疗

这类患者有痰多、嗓子不舒服、大便不畅等症状，所以要选择可以健脾化痰的艾灸方法。此类病症常用穴位为中脘穴和丰隆穴。

2. 肝阳上亢型患者的治疗

这类患者常伴有头晕、头胀等症状，所以治疗时要选择能引阳下行的艾灸方法。艾灸时，可以选取曲池穴、太冲穴和涌泉穴。

3. 阳气不足型患者的治疗

这类患者会经常感觉浑身乏力，怕冷，形体削弱，所以要选择温补阳气的艾灸方法。艾灸时可以选取百汇穴和关元穴。

艾灸时所选取的穴位要采用温和的灸法，每处穴位灸 15～20 分钟，每天灸 1～2 次，如果血压平稳，可以两天灸一次。

● 艾灸疗法的注意事项

1. 艾绒的选择是关键

艾条分两种：一种是清艾；另一种是药艾。清艾就是单纯的艾叶制成的艾条，而药艾就是添有其他的药材成分。

艾条一般有较多的杂质，比如艾草梗等会掺杂其中，这样制成的艾条燃烧起来比较困难，也不容易制成合适的艾炷，用起来不是很方便，要想制成艾炷，最好选择散装的艾绒，能减少其中的杂质，用起来也会更顺手。

2. 家庭保健最好隔姜灸

艾灸的方法有很多，一般有艾条灸、隔物灸等方法，但是有些灸法需要专业的操作手法，所以在家里做艾灸保健时，应该用更加安全可靠的隔物灸。

3. 学会计算艾灸的时间

计算艾灸的时间不能一概而论。艾条灸和温针灸一般在 15～20 分钟，儿童不能超过 10 分钟。如果患者有皮肤疾病，导致皮肤的感受功能减退，或是老年人，灸的时间可以适当延长，但是也不能超过 30 分钟。一般到皮肤有潮红的情况就可以了。

4. 艾灸治疗高血压的方法

帮助患者降血压，可以在百汇穴处灸 15～20 分钟、大椎穴处灸 20～30 分钟、神阙穴处灸 20～30 分钟。每天在睡觉时再灸一下涌泉穴。每根艾条大概可以用 2～2.5 小时，可以分为 4 次使用。

 穴位按摩解疲劳

现在按摩保健已经不是什么"神秘"的事情了，那么，按摩是不是可以帮助降血压呢？按摩对缓解高血压能起哪些效果呢？

按摩其实是以中医的经络学为理论基础，用各种手法作用于患者体表，以

调节机体生理功能，达到治疗效果的一种方法。这种方法大多是通过物理作用达到治病效果，对人体造成的伤害很小，因此近年来非常受人们的青睐

● 按摩治疗高血压的作用

一般来说，按摩对治疗跌打损伤、腰膝酸痛等症状很有效果，也有临床案例表明，按摩可用于缓解高血压。

按摩能调节神经、舒展肌肉，还能帮助扩张血管，能够改善高血压引起的头晕、失眠等症状。按摩能够促进部分细胞中的蛋白质分解，从而产生使毛细血管扩张的组胺和类组胺物质，增加毛细血管管径，从而达到改善血液循环，降低血压的功效。通过按摩，还能扩张微血管，降低血管的外周阻力，缓解脑部小动脉痉挛的症状，降低脑病的发生概率。同时，按摩还能使人放松，中枢神经系统的调节功能趋于平衡，减缓头痛等不适，有助于睡眠，利于降压。

● 按摩缓解高血压的好处

1. 比较经济实用。按摩时只要在身上相应的穴位上按几下就能减轻痛苦，可谓实用又省钱。

2. 安全性更高。安全是按摩最大的亮点之一。按摩不需要打针，不需要吃药，不仅有治病的效果，还有保健作用，对患者几乎没有伤害，具有很高的安全性。

3. 使用非常方便。按摩疗法受时间、地点等因素的干扰很小，也不需要什么特殊的器材，可以随时进行按摩，而且这种方法简单易学。患者可以学习按摩手法，没事时给自己按摩。

调养小贴士

当身体感到不舒服时，相应的穴位和反射区就会有一些反应，通过观察这些穴位和反射区就能发现一些疾病的早期症状，让疾病尽早得到治疗。

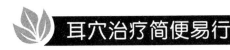

耳穴治疗简便易行

人的耳朵不仅有听力功能，耳朵上也有很多重要穴位。人体的十二条经脉都通过耳朵，通过按摩耳朵防治高血压会取得较好的效果。

在日常生活中，人们并不会太关注耳朵，只有当听力出现问题时才会检查耳朵，而身体有其他毛病时，也不会想起在耳朵上下工夫。但是按摩耳穴确实对稳定血压有帮助，有辅助治疗高血压的功效。

● 按摩耳部的重要作用

人体的十二条经脉都通过耳朵，所以，当某一脏器发生病变时，耳朵上相应位置的经络就会有所反应。"耳背沟"因为有降压作用而被称为"降压沟"。

人体的各个器官在耳朵上都有一个相应的刺激点，一旦发生病变，这个刺激点也会产生变化。有经验的医生可以根据这个部位皮肤颜色的变化和病理性变化判断出相应器官的疾病。经常按摩耳部，可以起到安神醒脑、健肾壮腰的功效。

● 按摩耳部降压的方法

想要通过按摩耳部达到降血压的效果，就要了解耳部和降压有关的一些特殊部位，如降压沟、肾穴、内分泌穴、耳轮、耳背。

1. 用食指或中指指腹按摩耳背后的降压沟，以每分钟 90 次的频率按摩 6 分钟，以耳朵发红为好；然后用这个频率，提捻耳轮；或者用手掌摩擦耳背。

2. 用拇指和食指提拉耳屏，力量可以不断加大，但是不要有痛感，提拉 3～5 分钟，可以缓解头痛、神经衰弱等症状。

3. 用手掌由后向前扫耳朵，每天 20 次，长期坚持能起到健身强肾的作用。

4. 用食指和拇指夹住耳轮揉捏，这样可以缓解相应器官的病变，也能起到治病的功效，每天揉捏 2～5 分钟，能缓解心慌、胸闷、便秘等症。

5. 外耳道开口的凹陷处和心、肺、气管等重要器官有联系，按压此处能

缓解相关的症状。

6. 用拇指和食指捏住耳尖部位，然后往上提拉，直到充血发热为止。

7. 用拇指和食指捏住耳垂部位，先揉捏，将耳垂搓热，然后向下拉耳垂，直到充血发热为止。

调养小贴士

中医是中国传统医学，也是几千年来的医学结晶，能用很多独特的方法达到治病的效果，按摩就是根据经络学原理，刺激相应的穴位经络，使得脏腑功能得到调整的方法，在接受西医治疗的同时，患者可以试一试按摩治疗。

足底按摩舒适又治病

足部按摩能起到很多保健效果，这是因为人体大多器官在足底都有相应反射区，按摩相应反射区就能起到一定的保健效果。

因为脚底有各个器官的发射区，通过按摩能间接刺激相应器官，这样就能使相应器官的功能得到调节。

● 按摩足底也能降血压

脚踝以下分布着30多个穴位，五脏六腑、四肢百骸在脚部都有对应的反射区。可以说，从脚腕至脚底，是保健养生的一个重镇。

经常转动脚腕，可以对高血压起到辅助治疗的作用，同时可以减缓身体老化速度，还能灵活骨关节。昆仑、申脉、金门、丘虚、解溪、中封、商丘、太溪等穴位，都在脚踝周围，在转动脚踝时，可以刺激这些穴位，起到保健作用。

脚底部的一些穴位对缓解高血压也有一定作用，如位于足前部凹陷处第2、第3趾趾缝纹头端与足跟连线的前1/3处的涌泉穴，按摩涌泉穴能够治疗神经衰弱、倦怠、失眠、高血压、眩晕、更年期障碍等。还有位于蹞指根部横

纹中央的"高血压点"，用两手的拇指按压此处 6 秒钟，一天 10 次，对降血压有显著疗效。

中医讲究辨证施治，不能一概而论，所以高血压患者在进行足底按摩时，还应该注意以下三点。

1. 原发性高血压患者可以进行足底按摩，但继发性高血压患者则应尽量避免，尤其是由肾病、糖尿病引发高血压的患者更要注意。

2. 进行足底按摩时，应该提前告诉按摩师自己患有高血压，这样可以提醒按摩师尽量放轻力道，否则患者可能出现因过于疼痛而导致的血压升高。

3. 进行足底按摩最好选择信得过的大医院，经过训练的按摩师能够更好地掌握力道、操作方向及穴位位置，尽可能保证安全。

调养小贴士

给脚部做按摩并非一定要到有按摩设施的地方去，或需要专业的按摩人员，其实，平时工作、休息，甚至是坐车时都可以自己活动活动脚腕，晚上洗完脚之后自己也能做做按摩，长期坚持也能起到很不错的效果。

足浴从下至上"吸"药效

足部又被人称为人体的"第二心脏"，人体的很多疾病通过观察脚部的变化能反映出来，可以说脚部和人体的五脏六腑都有很密切的关系，用热水泡脚其实能类似起到针灸、按摩的作用。

● 足浴能帮助缓解高血压

以中医角度来看，高血压属于眩晕和头痛的范畴，其发病和肝、肾有关，而足浴可以使药力透过皮肤，再通过经络传导至肝、肾起到调节气血的作用，从而达到降血压的作用，对控制血压、稳定病情有很大的帮助。

● **足浴也要对症使用**

一般来说，根据高血压病情的特征，可以分为肝肾阴虚、肝阳上亢、气血瘀阻、痰湿中阻等四种情况，而用足浴治疗时，就需要根据不同的情况选择药材。

1. 肝肾阴虚型：这类患者会有腰膝酸软、口干舌燥、头晕、耳鸣等症状，可以选用吴茱萸、熟地黄、刺蒺藜、夏枯草各30克，益母草15克，加适量水煎药成汁，取20毫升药汁，兑4000毫升热水，等到水温合适的时候泡脚20～30分钟，能起到滋阴平肝的效果。

2. 肝阳上亢型：这类患者在高血压病情中是比较常见的，患者常会出现肢体麻木、失眠、头痛等症状，此时可以选用钩藤、菊花各20克，桑叶15克，夏枯草30克，然后加水2000毫升煎出药汁，等温度适宜之后直接用药汁泡脚，每次泡20～30分钟，能起到安神的作用。

3. 气血瘀阻型：这类患者常会有胸闷心痛、四肢发满、心悸等症状，此时可以选用吴茱萸、川牛膝各15克，丹参30克，加1500毫升水煎成药汁，待温度合适的时候，就可以用于泡脚了，每次泡半小时左右，每天可以泡两次，这种方法有活血通络、降低血压的作用。

4. 痰湿中阻型：这种类型常出现在高血糖或者偏胖的高血压患者身上，患者会有头晕恶心等症状，可以选择半夏、生白术、竹茹、石菖蒲各20克，加清水2000毫升煎药汁，等药汁温度合适之后用于泡脚，每次浸泡20～30分钟，可以帮助祛湿化痰，有健脾胃的功效。

调养小贴士

足浴是在水中添加一些对身体有保健养生作用的药物，通过泡脚刺激相应的经络，促使血液循环，达到降压的效果。

痧出刮走不适——刮痧

刮痧是中医中一种很奇妙的治疗方法，但有的人看到刮痧之后出现的一片

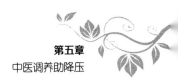

痧就会觉得这种治病方法很"恐怖"，所以心里面也会有点担心。其实，刮痧虽然起于民间，但对治病确实有一定疗效。

刮痧是借助各种器具作用于人体经络穴位等各个特定区域，通过刮、擦等方法产生良性刺激，激发体内各个器官的功能，使气血畅通，达到治疗疾病的目的。

● 刮痧能帮助降血压

刮痧能帮助改善微循环，缓解血管紧张度，有扩张血管的作用，增强血液循环；能调节神经功能，缓解精神紧张；刮痧还能帮助镇静中枢。

刮痧会让人体局部出现瘀血的情况，这是自体溶血现象，可以通过向心性神经作用于大脑皮质，然后调节大脑兴奋与抑制的平衡，对稳定血压有很好的帮助作用。

● 刮痧的其他重要作用

除了能帮助高血压患者稳定血压之外，刮痧还有一些其他作用。

1. 能帮助缓解疼痛。肌肉受损时，如果不及时治疗或者治疗不彻底，损伤部位就会发生粘连、纤维化现象，可能加重疼痛。刮痧能改善局部循环，在刮痧板的刺激下，缓解肌肉的紧张、痉挛，消除疼痛。

2. 排除身体毒素。刮痧能够使血管扩张，也能使黏膜的渗透性增强，能使体内的废物和毒素更快排出体外，使血液得到净化，从而提高机体的抵抗力。

3. 起到自身溶血的作用。刮痧会使血管扩张，血液外溢，最终形成瘀血斑，但是这种瘀血斑块很快就会自行消失，从而起到自身溶血的作用，能促使局部血液循环，改善身体状况。自身溶血能起到良性的刺激作用，刺激身体的免疫功能，调节内分泌平衡。

4. 能改善各个系统功能。刮痧能促进血液循环，改善机体的新陈代谢和循环系统功能；具有镇静作用，能改善呼吸系统功能；能够刺激神经末梢，改善神经系统功能；能增强细胞的免疫力和机体的抵抗力，改善免疫系统功能。

● 刮痧常用的降压方法

1. 在胸椎两侧进行直线刮拭，使局部皮肤出现紫红色的血点或者血条

为宜。

2. 在太阳穴处进行刮拭，使局部出现痧条为宜。

3. 提捏印堂或者风池穴，使局部出现潮红或者紫红为宜。

4. 在肩井穴处进行刮拭，以局部出现瘀斑为宜。

5. 在背部进行刮拭，以局部出现瘀斑或者紫红血条为宜。

调养小贴士

除了用器具刮以外，用手指提捏、拍打皮肤以及挤压皮肤等也能起到降低血压的效果，所以患者平时就可以不断拍打肩部、颈部，帮助取得降血压的效果。

病随罐走——拔罐

拔罐是中医治疗中经常会用到的一种方法，主要是通过吸附作用，刺激病理部位，使该处皮肤充血，帮助疏通经络，达到治病目的的一种方法。拔罐属于一种安全的物理治疗方法，也能用于帮助治疗高血压。

拔罐主要是借助各种罐状工具，用燃烧或者抽气等方式将罐中的空气排出，使其吸附在人体上，达到行气活血、调节脏腑的功能。这种方法简便易学，经济安全，很适合患者在家里自己或在家人的帮助下辅助治疗之用。

● 拔罐也能治疗高血压

拔罐能调节神经系统功能，还能帮助调节脏腑功能，这些都能帮助缓解高血压所引起的头晕、头痛等症状。根据高血压病情的不同，可以通过选择不同的穴位拔罐，取得相应的效果。拔罐还能帮助扩张患者局部血管，起到活血化瘀、消肿的作用，以此促进降压功效。

● 拔罐需要用到的罐

随着人们在长期实践中的发明创造，用于拔罐的罐已经从以前单纯的陶罐

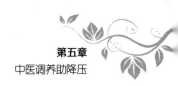

发展出很多种类，而目前使用比较多的有以下几类。

1. 竹罐：这种罐用大小不一的竹筒制作而成，将竹节的一段留作罐的底部，再将罐口打磨好，就可以使用了。只是竹罐容易开裂，不宜长时间保存。

2. 玻璃管：这种罐是用玻璃加工制作而成的，可以根据需求制成不同型号和不同形状，而且因玻璃的透明性，可以很清楚地看到罐内的情形，所以很多人会倾向于用玻璃罐，不过，它的缺点就是很容易摔碎。

3. 陶罐：陶罐腰身粗，吸力比较大，但也容易摔碎。

4. 抽气罐：是有抽气装置的罐，拔罐时利用抽气装置将罐中的空气排出，也能达到点火燃烧空气后的吸附效果，而且还没有点火烫伤皮肤的缺点，便于保存。

● 经常用的拔罐方法

一般情况下，拔罐主要分为两种：一种为单罐；另一种为多罐。

1. 单罐法：这种情况主要适用于病理范围比较小，选择一个大小合适的罐就能覆盖住，比如胃痛，就在中脘穴处拔罐；心慌、心律不齐时就在内关穴处拔罐。

2. 多罐法：这主要是因为病理范围比较大，一个罐不能满足需要时所使用的方法。需要用多罐时，可以用排罐的方法，这样拔罐的作用比较强劲，适合用在身体强壮而症状较明显的患者身上；如果患者的体质较弱，而症状又不明显，就可以用散罐的方式。

调养小贴士

拔罐的方式也有所不同，比如将罐附着在人体上片刻就取下来，抽出空气，再附着上去，反复如此，就是闪罐；将罐中的空气排出后，附着在人体上，并保留10～15分钟，叫做留罐；而将罐附着在人体后移动罐体就叫做走罐法，这几种方法有不同的作用，根据病情选择合适的方法。

中药外治辅助降压——中药贴敷

贴敷法也是中医治疗疾病的一种常见方法，虽然作用发挥得比较慢，但是降低了药物进入人体后所产生的诸多不良反应，所以更具有安全性。

贴敷就是将对病情有益的药物用另外一种方式，通过穴位和人体器官的连接作用，来传导药性，一方面能减少药物的不良反应，另一方面还能让不适合服药的患者也能接受药物治疗。

● 贴敷法帮助降血压

由于贴敷法的特性，主要适用于以下几种情况的高血压患者。

第一种是病情比较轻的，患者希望通过非药物治疗达到治疗效果；第二种是使用过多种降压药，但是效果不明显的高血压患者；第三种是对一些药物的使用有一定禁忌的患者，或者不适使用药物治疗的患者；第四种就是处于更年期，情绪变化大，对血压影响大，情绪不好控制的患者。

有这几种情况的患者可以采取其他方法治疗的同时配合贴敷，帮助提高疗效，也能减少药物使用量，减少对身体的损害。

● 常用的贴敷秘方

1. 用于脚底涌泉穴的方法

涌泉穴是足少阴肾经最重要的穴位，而肾关系到调节全身的气机问题，刺激涌泉穴能够帮助改善机体循环、提高机体的免疫力，起到降血压的作用。

贴敷配方：选取吴茱萸 30 克，研成粉末之后调成糊状，然后敷在涌泉穴上，用纱布包扎好，24 小时换一次药。

2. 用肚脐部位的方法

贴肚脐是一种很古老的治病方法。把药物贴在肚脐上有疏通经络、调整脏腑功能的作用，也能帮助降血压。

贴敷配方：选取吴茱萸、川芎、白芷各 30 克，混合在一起研成粉末，装在瓶中备用。用的时候取 15 克，用棉布包好，然后按在肚脐部位，用纱布缠好，每天换一次药。

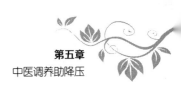

3. 药饼贴脐法

选用吴茱萸、肉桂各 30 克，研成粉末，每次取 5～10 克，和蜂蜜一起调成软硬适中的团状，制成两个小药饼，将这两个小药饼分别放在神阙穴和涌泉穴上，然后用艾条灸 20 分钟，每天一次。

调养小贴士

贴敷疗法虽然是将药物外用，大大减少了药物对身体的损害程度，但是这些药物的药性还是能够通过皮肤、经络等和脏腑相通，渗透入人体。由于药物会长时间接触皮肤，所以患者如果有皮肤破损等情况，需要慎重使用。

中药外治辅助降压——中药熏蒸

中药熏蒸疗法，又被称为"蒸汽疗法"，利用中药加水煮沸后所产生的药蒸汽熏蒸身体，是防治疾病和保健的一种方法。中药熏蒸可以疏通气血、活血化瘀，还有祛风寒湿邪的功效，是一种有效的中医外治疗法。

中药熏蒸有助于治疗神经衰弱和失眠。中药熏蒸可使神经系统得到强制锻炼，调节植物神经功能，改善睡眠效果。

中药熏蒸还有助于促进血液循环，调节内分泌系统，清除血管壁上的胆固醇，排出血管废物，增强血管弹性，使血液通畅，进而使血压达到稳定水平。

熏蒸能够避免肠胃刺激，减轻肾脏负担，将中药通过皮肤传达给机体，优势很明显。

1. 可避免药物对口腔黏膜、肠胃的刺激，减轻肝脏、肾脏负担，从而提高药物的利用度。

2. 天然药物，辨证施治，疗效独特。有内服药物所不能发挥的医疗作用，绿色环保，安全可靠。

3. 特制的治疗舱体可让蒸汽均匀弥漫浸润全身，熏蒸排出身体的邪毒，使治疗过程成为"中药桑拿"般享受，有助于消除患者的紧张、不适感，提高

对药物治疗的接受度。

与熏蒸作用相似的桑拿浴有降血压、调整自主神经等功效，特别是低温桑拿的蒸汽和远红外线对高血压患者有很大的益处。但是，干蒸房的温度通常设为90℃左右，人在进入之后会心跳加快，血压升高，增加心脏和血管的负担，身体的水分会通过汗液排出体外。如果不及时补充水分，血液浓度上升，血压持续升高。因此高血压患者必须要咨询医生的意见，决定能否进行桑拿浴。

调养小贴士

很多家庭都是采用一些传统的深浴缸，但是这种浴缸装满水之后就会和颈部平齐，心脏承受一定的水压会对心脏病患者造成一定负担。因此为了不给心脏造成负担，最好的方法就是使用离心脏很近但是位于心脏下方的半身浴，另外水温要舒适，不要过热。

睡眠中帮助降压——药枕

中医学认为，头部和全身都有紧密的联系，头部和其他部位联系的经络都需要通过颈项部。此外，颈项部还有很多腧穴分布，利用药枕治病能起到很好的缓解高血压效果。

药枕疗法是通过药物作用和机械刺激作用，对颈项部的经络进行刺激，使其畅通，以达到调节神经系统功能，使内环境更加稳定，达到防治疾病的目的。

● 药枕能帮助降血压

药枕，顾名思义，就是在枕头中添加一些具有治疗效果的药材，药物所散发出的药效，通过枕头长时间和头部、颈项部接触，经由皮肤、呼吸道等途径深入血脉，进入人体，起到调理气血、缓解疾病症状作用的治疗方法。

药枕中添加的药物直接作用于皮肤、黏膜，能起到杀菌消炎、镇静止痛的作用。而且，枕头上有些药味还能让患者心情放松，尤其是那些味道清新的药

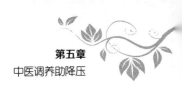

物。药物作用能刺激颈部皮肤的感受器、血管等，能够帮助调节内分泌功能，起到降血压的效果。

● 各种药枕的制作方法

1. 荷牡丹枕：选取冬桑叶、紫草、夏枯草、荷叶、青木香、牡丹皮、草决明各 100 克，将其晒干，然后粉成颗粒状，用纱布包好，装进枕芯中，制成药枕。适用于阴虚阳亢型的高血压患者，有助于降血压，清热平肝。

2. 决明菊花枕：选取菊花和草决明各 500 克，将其晒干，然后用纱布包好，填入枕芯，制成药枕。这种药枕适合阴虚阳亢、肝火旺盛型的高血压患者，有清火、明目的效果。

3. 荆子木香枕：选取蔓荆子、青木香各 50 克，白菊花、冬桑叶等各 150 克，再配上 100 克晚蚕沙，将它们都粉为粗末，用干净纱布包好，然后填入枕芯，制成药枕。这种药枕适合阴虚阳亢型的高血压病患者，有助于平肝降压。

4. 桑叶红花枕：选取白菊花 300 克、冬桑叶 250 克、红花 50 克，然后晒干，粉为粗末，用纱布包好，制成薄片状的枕芯，放在枕头上面。这种药枕适合瘀血阻络型的高血压患者使用，有助于活血化瘀、平肝降压。

5. 荞麦麻叶枕：选荞麦皮 1500 克、罗布麻叶 1000 克，晒干之后粉成粗末，然后用纱布包好、制成药枕。这种药枕对各种类型的高血压患者都有用，有助于平肝降压。

6. 双黄枸杞枕：选取黄精 600 克、黄芪 800 克、枸杞子 500 克，晒干之后粉成粗末，装入枕芯制成药枕。这种药枕对气血不足、阴阳两虚型的高血压患者都很适合，具有养气补血的功效。

7. 枯草灯心枕：选取夏枯草、灯心草各 50 克，晚蚕沙适量，晒干后研成粗末，制成药枕。适合肝阳上亢型的高血压患者，有清热、降压的作用。

调养小贴士

药枕需要用到一些有特殊效果的药物，如果患者对这些药材的效果不了解，不能随便用，使用前要询问医生，选用适合自己病情的药材，避免药材使用不当引起身体不适。

第六章

健康心理 健康血压

　　高血压患者大多都是由于生活或是工作压力过大，导致焦虑、恐惧、急躁、易怒、易冲动等一些心理问题，这需要及时维持良好心态，保持健康心理状态。但是由于大多数人的忽视，认为自己可以独自忍受，或是采取不正确的舒压方式，导致病情不但没有好转，反而呈恶化趋势。从心理角度来控制血压是治疗高血压的工作重点之一，很多时候血压的反复就是因为心理作用。因此要合理调控自己的情绪，保持好心情，此外还可以通过参加一些适当的娱乐活动来实现降压的目的。

高血压和抑郁是兄弟

当得知自己患上高血压之后，很多患者都会出现情绪低落的情形，精神上受到打击，于是就会出现悲观、无助的情绪，如果情绪得不到缓解，患者就会慢慢陷入到抑郁境地。抑郁对高血压有很大的影响，所以，患者要学会调节心情，尽力摆脱抑郁。

患上高血压之后，患者心情难免会受病情的影响，但是，如果不良情绪持续时间较长，那么，病情也会有变化，从而使治疗难度上升。所以说，患者要防止对病情不利的抑郁等情况出现。

● 高血压患者容易出现抑郁

研究发现，高血压患者比一般人更容易患上抑郁症，而且病情控制不好的患者患上抑郁症的概率会更高。

这主要是因为患者对病情有一定了解，知道高血压到目前没有办法治愈，感觉治疗无望，对生活失去信心，慢慢地会出现抑郁；而病情的恶化又加重患者了的担忧，久而久之，形成了恶性循环。

● 抑郁症要积极预防

抑郁症会影响人体健康，尤其高血压患者，更会引起病情恶化，所以患者要采取一些方法预防抑郁症的发生。

1. 要懂得缓解自己的压力。患上高血压之后，患者心中会产生不小的压力，此时就要学会缓解压力。比如让周围人了解自己的情况，自己也要了解自己现在的能力；做事情时不要给自己定太高的目标，也不要给自己定一些比较难的任务；要善于寻求帮助和接受别人的帮助；要懂得即使患病了也要享受生活。

2. 要注意锻炼身体。锻炼时能让注意力集中，暂时忘记病情的干扰。而且锻炼也能让人情绪放松，心情愉快，这对疾病的恢复有很好的帮助。

3. 要注意合理饮食。饮食方面的控制也不能放松，首先要保证营养平衡；

其次，不能暴饮暴食，提倡少食多餐；最后，要禁止食用刺激性食物，比如酒、咖啡等。

4. 要保证充足的睡眠。保证充足的睡眠才能有饱满的精神状态，所以高血压患者每天的睡眠时间不能少于 7 小时，而且还要保证中午有一定的午休时间，这样有助于自我放松，摆脱抑郁。

调养小贴士

当高血压患者伴发有心脑血管疾病时，不宜参加诸如炒股等有强烈刺激性的活动，这些活动容易引起患者的情绪波动，对血压控制十分不利，容易引起意外发生。

焦虑心理应舍弃

高血压患者容易被一些不好情绪左右，这些不良情绪不仅影响治疗效果，而且可能会加重病情。所以说，即使患病了，为自己的健康考虑，患者也要学会控制自己的情绪。

大家可能不清楚，高血压不仅是一种常见病、多发病，还是一种身心疾病。焦虑和高血压就像是一对双生子，很多高血压患者因担心病情反复或加重而出现焦虑情绪，进而导致血压剧烈波动，增加心脑血管意外的发生率，两者之间形成恶性循环。心理因素在高血压的发生、发展中起重要作用，能否有效地调节情绪会直接影响治疗效果。

● 焦虑的表现

1. 焦虑是一种情绪状态，患者的内心体验是害怕，如提心吊胆、忐忑不安，甚至极端惊恐或恐怖。

2. 焦虑情绪是不快的和痛苦的，严重者有死在眉睫或马上就要虚脱昏倒的感觉。

3. 焦虑情绪指向未来，意味着某种威胁或危险，即将到来或马上就要发生。但实际上并没有任何威胁和危险，或者，用合理的标准来衡量，诱发焦虑的事件与焦虑的严重程度不相称。

4. 与焦虑情绪并存的有躯体不适感、精神运动性不安和植物功能紊乱。

● 焦虑的防治

1. 深呼吸：当面临焦虑情绪时，不妨做深呼吸，有助于舒解压力消除焦虑与紧张。当感到焦虑时，通常脉搏加速、呼吸加快，深呼吸可以减缓呼吸速率，使身体相信焦虑已过去。

2. 活动下颚和四肢：当一个人面临压力时，容易咬紧牙关。此时不妨放松下颚，左右摆动一会儿，以松弛肌肉，缓解压力。还可以做扩胸运动，在焦虑时会出现肌肉紧绷的现象，引起呼吸困难，而呼吸不顺可能使原有的焦虑更严重。不妨上下转动双肩，并配合深呼吸，可以帮助恢复舒坦的呼吸。

3. 保持乐观：当缺乏信心时，不妨想象过去的辉煌成就，或想象成功的景象，能够帮助化解焦虑与不安，恢复自信。

4. 幻想：是缓解紧张与焦虑的好方法。幻想自己躺在阳光普照的沙滩上，凉爽的海风徐徐吹拂。试试看，也许会有意想不到的效果。

5. 肯定自己：当焦虑袭来时，可以反复地告诉自己"没有问题"、"我可以对付"、"我比别人强"。这样可渐渐消除呼吸加快及手冒冷汗的本能反应，帮助恢复平静。

6. 学会放松：在面临干扰之前，暂时放松数秒，可以大幅改善焦虑的程度。养成这种蓄意放松数秒钟的习惯，可充当有效的镇静剂。使你控制焦虑，而不是被焦虑掌控。周末假日，还可以开车兜风或到海边逛逛，尽量做一些有益身心的活动，抛开烦恼。

7. 转移注意力：如果眼前的工作让你心烦紧张，可以暂时转移注意力，把视线转向窗外，使眼睛及身体其他部位适时地获得松弛，从而暂时缓解眼前的压力。

8. 放声大喊：在公共场所，这个方法或许不宜。但当你在某些地方，如私人办公室或车内，放声大喊是发泄情绪的好方法。不论是大吼或尖叫，都可适时地宣泄焦躁。

9. 保持睡眠充足：睡眠充足是减轻焦虑的一剂良方。这可能不易办到，因为紧张常使人难以入眠。但睡眠愈少，情绪将愈紧绷，更有可能发病。

如果高血压患者长期存在焦虑情绪，在服用降压药的基础上，可以加服抗焦虑药，改善焦虑情绪，同时降压效果明显提高。

高血压与失眠间的恶性循环

现代人压力比较大，睡眠容易受到影响，尤其是 50 岁之后，失眠问题会更严重。很多人认为失眠只会影响第二天的工作和生活，忽略了失眠对血压、血糖等的影响。

很多人不将失眠当一回事，但我想告诉大家，必须认识睡眠的重要性。有关专家向人们发出警告：人体健康的三要素即睡眠、饮食、运动，三者缺一不可，而大多数人并不重视睡眠，失眠会提高高血压、糖尿病的风险。

睡眠具有消除疲劳和恢复体力的作用，睡眠不足导致疲劳持续存在，体力得不到及时补充。高血压患者常有失眠的体验，可以说失眠就是高血压的早期症状之一；失眠又会使血压进一步升高，两者间形成恶性循环。

● 科学睡眠四要素

如果以每天睡眠八小时计算，人的一生有三分之一的时间是在睡眠中度过的。睡眠的好坏，与人的心理和身体健康息息相关。

1. 睡眠用具

床铺的硬度宜适中，过硬会使人因受其刺激而不得不时常翻身，难以安睡，睡后周身酸痛；枕高一般以肩高（约 10 厘米）为宜，过低易造成颈椎不适。在夏季，枕头要经常翻晒，以免病菌进入口鼻，使呼吸系统疾病增多。另外，床铺摆放应南北顺向，睡时头北脚南，使机体不受地磁的干扰。

2. 睡眠姿势

有心脏疾患者，最好选择右侧卧，以免造成心脏受压而增加发病率；有头晕、头痛等不适者可适当选择高枕；呼吸系统疾病患者除垫高枕外，还要经常更换睡侧，以利痰液排出；胃肠疾病和肝胆疾病者，以右侧位睡眠为宜；四肢有疼痛者，应避免压迫痛处而卧。总之，选择舒适、有利于病情的睡姿，有助于安睡。

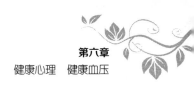

3. 睡眠时间

睡眠时间一般维持 7～8 小时，但不应强求，视个体差异而定。入睡快而睡眠深、一般无梦或少梦者，睡眠 6 小时即可完全恢复精力；入睡慢而浅睡眠多、常多梦噩梦者，即使睡眠 10 小时，仍难保证精神清爽。由于每个人有不同的生理节奏，在睡眠的安排上要因人而异。

4. 睡眠环境

睡眠的好坏，与睡眠环境关系密切。在 15～24℃ 的环境中，更容易获得安睡；保持周围环境安静，更利于睡眠。

 ## 平和心态是关键

想要控制高血压，患者需要一个平和的心态，这样才能不受疾病的影响，更好地稳定血压，取得更好的治疗效果。

长期精神抑郁和紧张是引起高血压的重要因素之一，很多人因为情绪不稳引起血压升高，诱发脑卒中，所以说，高血压患者情绪不能太激动，要注意心态平和，才更有利于健康。

● 学会调节心理问题

高血压患者情绪很容易受病情影响，整天忧心忡忡，势必导致病情加重。

有的患者在患病之后会产生消极思想，觉得自己给家庭造成很大负担，所以对治疗不上心，就"破罐子破摔"，这对病情很不利；有的患者因为治疗效果不佳而失去信心，心情烦躁，怨天尤人，最终影响病情。虽然现在没有治愈高血压的办法，但是通过科学的方法可以控制病情，并减少并发症，需要家人、医生和患者自己等多方共同努力才能奏效，一旦患者一方先放弃，一切努力都付诸东流。

● 保持乐观态度的方法

只有保持乐观的态度，患者才不会受负面情绪影响。高血压患者保持一个平和的心境才有利于病情，不易控制情绪的高血压患者要学会一些调整心态的方法。

1. 学习制作小手工，比如编织、雕刻等，不仅有一定锻炼效果，还能让大脑放松。

2. 练习写字、画画等，既可以让激动的情绪平静下来，还能陶冶情操。

3. 到室外活动。心情不好时可以出去呼吸一下新鲜空气，或者到公园、郊外欣赏一下美丽的风景，以此让自己拥有好心情。

4. 遇事时不要急着发脾气，避免矛盾扩大化。

 调整心态最重要

高血压患者的情绪难以控制，一方面是因为患者的情绪会受到疾病影响，而影响患者情绪的并非只有高血压本身。患者要了解心理调适的方法，懂得规避一些事情。

高血压是一种身心疾病，很容易受到心理因素的干扰，病情也会随着患者的心理状态发生一些变化，往往就会使病情恶化。

● 不能长时间紧张

高血压患者的情绪变化会导致血压波动，如果患者长时间处于紧张状态，很容易产生痛苦、嫉妒、悲伤等情绪，这些情绪容易加重病情，那么，患者的健康也就更加堪虞了。

患者平时要把心放宽，既然担忧病情也无法使病情减轻，反而会让病情恶化，倒不如开开心心，顺其自然更好一些。

● 心里不能有负担

高血压患者很容易担心自己会成为家庭的"包袱"，担心自己的病情治不好，而担心会增加患者内心的压力，也容易让人产生一些不好的想法，比如轻生、不愿接受治疗等，这样一来病情也就无法得到控制了。面对这种情况，患者要进行自我安慰，而患者家属也要积极开导患者。

● 不能胡乱猜测病情

患病之后，患者一般都会猜测自己的病情，向不好的结果上想。比如会想到自己患有严重的并发症、病情无法得到治疗、联想自己患有某种疾病、身体不适觉得病情加重等。如果患者总是这样猜测病情，心情很容易变坏，不利于病情。

患者要谨记，不要猜测自己的病情，想要了解病情要咨询医生，配合治疗才能保证健康。

调养小贴士

患者要相信高血压病情能控制，高血压的病情之所以难控制，是因为患者缺乏对疾病的认识，没有配合治疗，病情才会发展。如果患者能够将自己的心理问题调适好，将成为治疗的一大助力。

琴棋书画，修身养性

练习书法、绘画能帮助稳定患者血压，而欣赏书画能陶冶性情，排除忧虑和烦恼，提高审美能力和艺术素养，消除疲劳和七情劳损。

在治疗疾病的各种方法中，书画疗是一种较好的方式。所谓的书画疗就是指通过练习、欣赏书法和绘画来达到治病养生的目的，是一种自然疗法，对调节、放松高血压患者的心理状态有一定作用。

书画疗法主要是通过书画来调节情绪、疏肝理气、平肝潜阳。当人们在潜心研究书画时，心中杂念会不断减少，达到"精神内守"、"恬淡虚无"、"形劳而不倦"、"心安而不惧"的目的，从而使郁结的肝气得以疏解，上亢的肝阳得以下降。

书画疗法具体内容包括书法和绘画两种，其中书法是指用笔来书写楷书、草书、行书、篆书、隶书等文字艺术，使用毛笔写的称为传统的软笔书法，以钢笔、圆珠笔等工具来创作的称为硬笔书法。绘画主要是指中国传统的绘画艺术，其中包含人物画、山水画、花卉画、禽兽画、虫鱼画等。上述两种类型的形式和内容，都适合高血压患者，不过要根据个人的爱好和条件进行选用。

从生理角度上来看，习书作画时要两肩平齐，胸张背直，头部端正，两脚平放，要注意心正气和，精力集中，灵活自若地运用腕、肘、手、臂，调动全

身的气血，使全省血气通融，体内各部分机能得到调整，使得大脑神经兴奋和抑制得到平衡，促进血液循环和新陈代谢，并能使全身肌肉保持舒适状态。

书画是一种在纸上进行的气功和太极拳，因为在学习作画之前，首先要排除杂念，意守丹田，静思净化心灵。练习书画时要调整呼吸，凝神贯气，身体活动上属刚柔相济，虚实相间，动静结合，用力有轻重之分，运作时有快慢之别。这样使体内各部分机能得到调和，自然地通融全身血气。欣赏书画是一种高雅的艺术享受，从书画艺术中能汲取精神食粮，陶冶情操，提高艺术修养和素质。

调养小贴士

高血压患者在练习书画时要注意，时间不能过长，以30～60分钟为宜，不应操之过急。绘画时要注意自己的心情，心情不佳或是劳累时，不要练习以免加重身体负担，饭后也不宜立即写字作画。

花花草草怡性情

治疗高血压一直是一个难题，一方面没有办法能够治愈疾病，另一方面，患者在家里调养时不知道该做什么。其实，家中调养高血压并不难，患者完全以休闲的方式来养病，养一些花花草草怡情养性，调养疾病。

生活中的休闲方式有很多，有助于养病的不在少数，只要善于发现，就连平时的聊天都有一定作用。所以，患者不用担心患病之后的生活会很单调。不妨养一些花花草草，在陶冶情操的同时，还能调养高血压病症。

赏花疗法就是指通过欣赏花卉、闻花香达到治病养生的目的。五彩缤纷的花卉，芳香的花香，能解除紧张、疲劳、郁闷，调节情绪，给人带来心情的喜悦和情绪的升华，有利于自主神经功能的改善，保持良好情绪。

高血压患者坚持每天去花圃赏花，在不经意间消除心理紊乱，保持良好情绪，克服急躁的情绪，促进睡眠，稳定血压，缓解头晕、头痛等不适。

不同植物的花卉会散发出不同的香味，让人心情舒畅、情绪放松、头脑清醒。花卉中含有能净化空气的杀菌芳香油，挥发性的芳香分子和人们的嗅觉细胞接触之后会产生不同的化学反应，可以唤起美好的记忆和联想。让人产生沁人心脾的感觉，有助于调和血脉，消除神经系统的紧张和身心疲劳，调整脏腑功能，降低血压。

欣赏花的美艳、花的香味能够让人有好心情，也有很好的养生作用，有助于疾病治疗。

不过，需要注意的是，虽然高血压患者可以到花园赏花，但是在自己家里不要随便养花。

赏花虽然会对健康有利，但是有些花却不利于疾病，比如丁香、夜来香等都会对高血压患者产生不利影响，而且花盆中的真菌孢子会扩散到空气中，容易引起感染，这对身体虚弱的高血压患者来说非常不利。

如果患者想在自己家里养些花草，可以尝试种一些四季常青的植物，或者能够吸收有毒气体的品种，比如仙人掌、文竹等。

调养小贴士

除了练习书法和欣赏花木能够颐养性情之外，高血压患者还可以尝试一下跳舞的方法。跳舞属于运动类的休闲方法，不仅有赏心悦目的作用，还能锻炼身体。不过，需要注意的是，跳舞时要选好场地，控制好时间，一次性运动量不能太大。

敞开心扉，放走压力

高血压患者应该知道，心理问题会影响病情，因为受到病情影响，患者很难摆脱这种影响，所以很多时候明知道对病情不利，患者也不知道该采取什么样的方式应对。其实患者首先应该减少自己的心理压力，才能减少负面影响。

想要摆脱不良情绪不需要掌握正确的方法，敞开心扉才能让自己从苦恼、郁结的消极心理中解脱，尽快恢复心理平衡，当人们遇到这样或是那样的精神创伤，长期遭受不良情绪刺激时，心理和生理反应会导致心跳加快，进而血压

升高，引起高血压。我们发现，受到各种精神创伤或是刺激之后，有些人会生病，而有些人却没有受到影响，其中一个重要原因就是他们是否能够正确对待这些压力。

我们发现，凡是能够正确对待事物和善于排遣不愉快情绪的人，都能保持身心健康。相反总喜欢积郁于怀的人，不但容易患有高血压、消化性溃疡等疾病，还可能会患上各种精神疾病。所以，要把心中的郁结疏泄出来对身体健康非常有利。当然还要根据自己的内心及外界环境等一些必要条件，采取不同的措施进行灵活应用。

可以痛快地哭一场，有关报道称，男性比女性寿命短的一项重要因素，就是女性经常哭。痛快地哭能将身体内部的压力释放出来，将压力产生的有害化学物质及时排出。痛快大哭一场将眼泪尽情地流出来，就会觉得很舒服，因此有人提出健康哭的观点。

交谈时人们进行轻微的腹式呼吸，而这种呼吸方法能使人的肺部产生愉快的活动，从而在不知不觉中，使肺功能保持活跃，当人们进行普通呼吸时，构成肺部的细胞并不是全部活动，而是有一半甚至三分之二的细胞处于停息状态，腹式呼吸能激活这些细胞，让它们向血液输送氧气，清除二氧化碳。

调养小贴士

对于高血压患者来说，心理问题是最难处理的问题，但心理问题会对病情产生很大影响，所以患者要认识到心理问题的重要性，不要给自己制造压力，避免病情受到双面刺激。

 ## 有了心事不忘朋友

倾诉是一种有效的减压方式，所以，高血压患者有压力时，不妨找人倾诉一番。不过，并非所有的倾诉都能放松心情，如果方式不恰当，不仅无法缓解倾诉者压力，还可能增加烦恼、焦虑。所以，想要让倾诉有效果，就要掌握倾诉技巧，把自己的心事讲给朋友听。

高血压患者当心情烦闷时，不妨找人倾诉一下，倾诉当然要有倾诉对象。首先要选择正确的倾诉对象如家人、朋友、同事，甚至适当的陌生人都可以。最理想的倾诉对象应该是情感的支持者或是思想的启发者，而且能让自己足够信赖。这样才能使自己足够放松、足够安全，才会无所顾忌，任意表达郁结在心头的忧伤和烦恼，有效释放压力。在一个能帮助自己解答困惑的对象面前倾诉，能得到心理上的宽慰和思想上的升华，让自己的心态得到更好的调整，从心理上让自己彻底放松。

如果一个人长期处于高度紧张状态下，又没办法得到很好的释放，那么，沉重的压力会让人身心疲惫，长此以往，很容易出现焦虑、抑郁等心理问题，高血压病症也随之严重。

很多人在心里苦恼、烦闷时，宁愿一个人沉默不语，也不喜欢向别人倾诉，这样一来，自己所有的不快和抑郁情绪都堆积在心中，不向别人倾诉，不和别人交流，但总有爆发的一天，如果等到精神崩溃的时候才去想办法，这时候就晚了，也可能没有办法挽回。

所以，当你的内心承受着巨大的压力或者痛苦时，不妨找一些时间，与家人或朋友在一起，哪怕仅仅只有几个小时，和他们充分交流，向他们倾诉自己内心的困惑、痛苦和压力，尤其是高血压患者，把自己内心的真实想法告诉对方，要知道，在你倾诉的过程中，就已经将内心的毒素排出去了。这样与他们交流之后，你就会觉得心里舒服多了。倾诉能使你的身体受益良多，不要把焦虑放在心里，适当表达出来，让对方分担、开解，相信对疾病的防治将有很大的作用。

调养小贴士

现代职场中，很多白领的倾诉能力在逐渐减退，甚至有些人认为倾诉是软弱的表现。实际上只有内心坚强的人才不会被别人所左右，他们可以向朋友诉说自己的心事而无所畏惧。倾诉并不是简单的说话，轻松并不等于没有压力，重要的是要寻找压力源头，找到出口。所以，高血压患者不妨把倾诉作为治疗病症的一种必要方式，让自己的病症在不知不觉中减弱、消退。

生气是高血压的推手

人生气时就会出现"脸红脖子粗"的现象，这就是典型的血压上升表现，而血压上升对高血压患者来说是很危险的事情，所以患者要克制自己，不要让自己生气。

生气是一种很复杂的心理现象，而中医的治病理论中也多有涉及，认为气伤肝。对于高血压患者来说，生气容易引起血压升高，诱发脑血管意外。所以，患者要尽量克制自己不要动怒。

● 生气对健康的害处

虽然也有人说生气对身体有好处，但是对于高血压患者来说弊大于利，它的危害不容小觑。

1. 对大脑的伤害：极度愤怒会让大脑失控，做出一些不理智的行为；而恶劣的刺激容易引起气血上涌，可能会导致脑出血。

2. 伤神：长时间处于生气状态中会影响睡眠，导致患者精神恍惚，精神不足。

3. 伤害皮肤：生气会让皮肤的皱纹增多，出现双眼水肿的情况。

4. 影响内分泌：生气时甲状腺功能亢进，会促进心跳加快，导致胸闷、心慌等症状，还有可能引发心绞痛。

5. 伤肺：生气时呼吸会变得急促，导致气喘、咳嗽等，对肺部健康非常不利。

6. 生气时会愤怒愁闷，导致肝气上亢，出现肝区疼痛的现象。

● 怒气和高血压的关系

怒是一种常见情绪，发怒对高血压非常不利。有怒气时，就会伤肝，从而使患者出现头晕目眩的症状。愤怒时会刺激交感神经，进而导致心跳加速，使舒张压上升，多次反复出现这种情况，会使高血压病情加重。

有时，怒也是人的一种应激状态，所以也会刺激肾上腺素的分泌，从而引

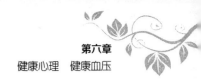
起血压升高，心跳加快，对高血压的治疗有不利影响。

● 高血压患者制怒的方法

虽然高血压患者的情绪比一般人的情绪难控制，但也是可以控制的，所以，患者要想办法将危害降到最低。

1. 学会控制。要清楚地认识到生气对病情的危害，用自己的理智克服。

2. 转化动力。动怒有不好的影响，但也是一种动力，患者可以将这种动力转移到有价值的事情上来。

3. 转移注意力。当想要发怒时，分散注意力也能缓解愤怒的情绪，比如转移话题或做其他的事情，或者干脆离开现场。

4. 要懂得宣泄。心中有不快时就会生气，但是也可以用一些合理的方式将其吐露出来，比如找朋友聊聊天，或者大哭一场。

调养小贴士

生气不仅解决不了问题，对于高血压患者来说还会添加麻烦，所以患者平时要注意避免生气，如果没有方法应对，其实也可以选择暂时性的逃避，不去想不高兴的事。

第七章 防治高血压的常见并发症

　　高血压被称为"沉默的杀手"原因之一就是高血压会在不知不觉中影响全身各脏器的功能，等到出现不适时往往为时已晚。高血压会对全身血管造成损害，特别是对血液丰富的器官损伤更大，如心、脑、肾。最严重且最紧急的并发症就是脑卒中，具有发病急、病情重、预后差的特点，甚至会导致死亡。所以，高血压患者要定期检查血压水平，避免血压过高导致并发症的发生。

捍卫生命中枢——大脑

大脑是控制运动、产生感觉及实现高级脑功能的高级神经中枢。虽然大脑的重量仅占体重的 2%，但耗氧量却是全身耗氧量的 25%，血流量占心脏输出血量的 15%，一天内流经大脑的血液为 2000 升，大脑消耗的能量若用电功率表示大约相当于 25 瓦。

大脑是一切生命活动的"司令官"，具有控制身体活动、语言、直觉、计算、记忆等功能，如果大脑结构或功能受损，将对人的正常活动产生严重影响。

由于大脑没有能量和氧气储备，需要血液源源不断的供给才能满足各项功能的正常运转。血压长期升高时，大脑内丰富的小血管受到"高压"作用，极易出现硬化，进而引起短暂性脑缺血发作、脑血栓、脑梗死、脑出血等严重后果。脑卒中又称急性脑血管病，中医称为中风，是指急性脑血管疾病，包括缺血性脑卒中和出血性脑卒中两大类。缺血性脑卒中包括脑血栓形成、脑栓塞等；出血性脑卒中包括脑出血、蛛网膜下腔出血等。尽管出血性脑卒中的发病率低于缺血性脑卒中，但病死率远高于缺血性脑卒中，是急性脑血管病中最严重、最凶猛的一种。脑出血最常见的病因就是高血压合并细小动脉硬化。一般而言，高血压患者的血压越高，脑卒中的危险性越高。高血压性脑出血的临床表现因出血部位和出血量的不同而不同，主要表现有意识障碍、呕吐、头痛、肢体瘫痪、大小便失禁等。在发生脑卒中前数几小时至数天可能会出现一些先兆症状，高血压患者应予以重视。

1. 手足麻木，特别是一侧手足麻木，伴有手指活动不便。

2. 突发一过性黑蒙、失眠、眩晕、耳鸣等症状。

3. 近期出现口齿不清、不自觉地流涎、颜面部有紧迫感。

4. 出现头晕、头痛等不适，或在原有不适基础上加重。

调养小贴士

当出现上述症状时，最好到医院进行检查以确定诊断。患者在家最好备有血压计，定期进行血压测量，监测血压变化，一旦发现血压升高及时到医院就诊，不要将小病拖成大病，造成不可挽回的后果。

 # 时刻警惕脑卒中

高血压是诱发脑卒中的重要原因，其中收缩压升高尤为重要。随着收缩压的升高，脑卒中的发病率也逐渐增加，脑出血的发病率增高更为明显。在大量体力活动、精神活动紧张时，血压进一步升高，当压力超过了血管承受的限度，血管破裂发生脑出血。据报道，有70%～80%的脑出血是由高血压所致。

脑卒中通常起病急骤、病情凶险、病死率高，但也并不是说脑卒中是不可预防的，如果在日常调养中多加注意，也能避开脑卒中的袭击。

● 预防脑卒中的办法

1. 稳定血压：血压持续高水平是导致脑卒中的主要原因之一，所以，高血压患者要注意按时服药，保持血压稳定。但要注意，血压太高或者太低都会引起脑卒中，所以患者在控制的同时要注意不能过量服药，避免血压过低。

2. 降血脂：高血脂也是引起脑卒中的危险因素之一，而且高血压患者常会伴发有高血脂的情况，所以，在控制血压的同时也要注意控制血脂水平。

3. 防止血栓形成：血液凝固会导致血液流通不畅，很容易形成血栓，也会导致脑部供血不足，从而导致脑卒中，所以，高血压患者要注意使用抗凝血药物。

4. 生活规律：作息时间要合理安排，保证充足的睡眠，养好精神；锻炼身体，提高身体素质，提升抵抗力；保持愉快的心情。

5. 保持大便畅通：便秘时需要用力排便，会引起腹压增高，导致血压升高，增加脑卒中的风险。所以高血压患者平时要多饮水，多吃富含纤维素的食物，促进排便。

6. 重视发病先兆：大多数脑卒中患者在发病前会有一些征兆，如头痛、头晕、手足麻木、说话不清楚等，当出现这些症状时患者要引起高度重视，不要听之任之。

● 坚持良好饮食习惯

1. 摄取高钾食物

研究发现，富含钾元素的蔬菜水果能起到预防脑卒中的作用，因为钾元素能帮助调节高血压患者体内的钠元素水平，防止出现水钠潴留的现象，从而帮助患者降低血压，预防脑卒中的出现。

2. 摄取富含番茄红素的食物

低密度脂蛋白能够促发动脉粥样硬化，所以控制低密度脂蛋白水平对病情的控制有很大帮助。番茄红素能捕捉自由基，阻止低密度脂蛋白氧化，对防止血栓形成有很大的帮助。

3. 多吃优质蛋白的食物

优质蛋白有助于维持血管弹性，改善脑血液循环，能有效帮助防止脑卒中的发生。

小心心脏病变来侵袭

人体的"发动机"——心脏，是一个强壮、不知疲倦、努力工作的强力泵。心脏之于身体，如同发动机之于汽车。如果按一个人心脏平均每分钟跳70次、寿命70岁计算，人的一生中心脏就要跳动近26亿次。心脏的重要性不言而喻，所以，保护心脏势在必行。

高血压患者尤其要注意自己的心脏，当血压升高时，心脏要克服全身小动脉硬化所造成的外周阻力增大而加强工作，特别是左心室，容易发生心肌肥大。左心室肌壁逐渐肥厚，心腔也显著扩张，心脏重量增加，当代偿能力不足时，便成为高血压性心脏病。由于高血压患者常伴冠状动脉粥样硬化，使负担

加重的心脏处于缺血、缺氧状态，更易发生心力衰竭。所以，高血压患者要积极控制好血压，防止心脏病的发生。

● 高血压是心脏病的重要致病因素

高血压并发心脏病一般出现在高血压起病数年至十余年后，根据心功能情况可分为心功能代偿期和心功能失代偿期。在心功能代偿期，患者可无明显自觉症状，但在心功能失代偿期，则逐渐出现左心衰竭的表现。开始时仅在劳累、饱食或说话过多时出现心悸、气喘、咳嗽等症状，以后症状逐渐加重，可出现夜间阵发性呼吸困难、痰中带血，严重时会发生急性肺水肿。

● 预防高血压并发心脏病

1. 合理调整饮食

高血压患者要限制饮食中胆固醇和饱和脂肪酸的摄入量，补充维生素 C、维生素 E 等抗氧化物质，防止动脉粥样硬化。

2. 加强体育锻炼

运动锻炼对改善高血压患者的血液循环有一定帮助作用，还能增强体质，预防心脏病的发生。据统计，有锻炼习惯的患者，心脏病的发病率明显低于没有锻炼习惯者。

3. 清晨宜静不宜动

清晨交感神经的兴奋度比较高，可使小血管收缩，导致血压升高。如果此时进行运动，会促使血压升得更高，容易出现危险情况。

4. 避免其他可诱发心脏病的因素

糖尿病、高血脂、吸烟、肥胖等因素也是心脏病的诱因，在控制血压的同时也要避免这些因素对心脏的不良影响。

● 警惕心绞痛

心绞痛是冠状动脉供血不足，心肌缺血与缺氧所引起的发作性胸痛或胸部不适，每次发作 3~5 分钟，经休息或服用硝酸酯制剂后消失。高血压是导致心绞痛的肯定因素，以下十点注意事项可以帮助高血压患者预防心绞痛的出现。

1. 控制盐的摄入量。

2. 减少或避免摄入高脂肪食物。

3. 烹饪菜肴时减少食用油的使用量。

4. 避免食用动物内脏。

5. 戒烟限酒。

6. 多吃富含纤维素和维生素的食物。

7. 多吃海鱼

8. 多吃豆类食物。

9. 避免食用辛辣刺激性食物和易胀气食物。

10. 少食多餐，切忌暴饮暴食，特别是晚餐不宜过饱。

严防死守心肌梗死

心肌梗死是在冠状动脉病变的基础上，冠状动脉的血流急剧减少或中断，使相应的心肌出现严重而持久地急性缺血，最终导致心肌缺血性坏死，对于高血压患者来说，要预防心肌梗死的发生。

高血压患者由于心脏长期承受巨大负荷，左心室易出现肥厚，心腔增大，重量增加等一系列病变，且在高血压的作用下，冠状动脉容易发生硬化，使心脏供血、供氧不足。在此基础上，如果不加以注意，容易诱发心肌梗死。

● 出现心肌梗死的症状

出现心肌梗死的情况时，患者会有一些症状表现，其中一些症状的出现表明患者情况很危险，所以，患者出现这些情时一定要给予足够的重视，具体症状如下。

1. 心前区持续出现疼痛的情况，持续时间比较长。

2. 含服硝酸甘油后症状没有明显好转。

3. 疼痛放射到肩部、咽喉部位；有胸闷、大汗等表现。

4. 心率过快或者过缓。

有些患者没有明显症状，尤其是一些老年人，可能会突然出现晕厥、昏迷等情况，这时不管情况如何，都应及时就医。

● 自我保健的注意问题

有心肌梗死病史的高血压患者要做好自我保健工作，当然也需注意可能会出现的问题。

1. 时常关注气候变化

冷空气会刺激冠状动脉发生痉挛，容易引起血栓形成，诱发急性心肌梗死。所以，患者要注意天气变化，尤其冬天时要注意防寒保暖，避免因寒冷的天气引起身体不适。

2. 劳动时做好自我保护

高血压患者平时要避免弯腰搬重物，因为这个动作需要屏气，会使血压上升，可诱发心肌梗死，患者要有意识地在劳动中做好自我保护。

3. 减少生活中的刺激

首先要有一个平和的心态，不要有精神压力；多参加一些趣味性的活动锻炼身体，不要有争强好胜的心理；运动锻炼时要先做好准备工作，减少运动对身体的伤害；不要吃得太饱或者在空腹状态下进行运动、洗澡；洗澡时间不能太长；避免疲劳。

4. 要及时发现疾病征兆

急性心肌梗死发生前常会有征兆，主要表现就是心绞痛。当患者出现心绞痛的时候，要给患者创造一个安静的环境，避免引起患者精神紧张，同时做好送往医院的准备。

调养小贴士

当患者需要送往医院救治时，需注意不要让患者走动，如果条件允许，最好请医生上门诊治。送往医院的途中可以使用硝酸甘油等急救药物，缓解病情。

警惕血管"裂口"——主动脉夹层

在很多人的眼里，高血压属于常见病，只要能按时服用降压药就可有效控制。不过，高血压患者要小心主动脉夹层，如果一旦发作主动脉破裂，可能会

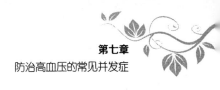

导致患者瞬间死亡。

主动脉夹层最常见的致病因素就是高血压，尤其是不规则服药，血压控制不好的患者。主动脉主要是由内膜、中层弹力层以及外膜构成，正常情况下，三层紧密贴合。而主动脉夹层是指在多种原因下，主动脉中层发生撕裂，进而形成假腔，导致血液在假腔中流动，并且对真腔产生挤压作用。

主动脉夹层病情危急，24 小时内的病死率约为 33%，48 小时为 50%，1 周为 80%，是主动脉疾病中最为常见的灾难性病变，而导致死亡的原因则是主动脉破裂。随着老龄化和生活水平的不断提高，主动脉夹层的发病率和检出率也呈上升趋势。

主动脉夹层的致病因素中，除了患高血压、不规则服药和血压控制不佳之外，马方综合征等先天性主动脉病变和外伤等也是导致其产生的重要因素。所以，规则服药、平稳控制血压，是避免主动脉夹层的一个重要手段。

主动脉夹层主要的表现症状为疼痛，通常为突发的、剧烈的、持续性锐痛，如同"刀割样"。疼痛部位和主动脉夹层发生部位有很大关联，A 型夹层通常以胸骨后疼痛为主，逐渐向颈部、背部扩展。B 型主要表现为腹痛。除此之外，还有心绞痛、胸闷气促、咳泡沫样痰、神志淡漠和昏迷等多种表现，这些都是主动脉夹层侵犯相应部位血管和结构，进而引起器官功能障碍的表现。

所以，当高血压患者出现不明原因的剧烈胸痛和腹痛时，要考虑一下是否为急性主动脉夹层，患者要立即静息平卧，尽快送到医院就诊。当然，还需避免剧烈活动，搬运时动作一定要轻柔，避免主动脉破裂。

调养小贴士

主动脉夹层的发病率虽然不高，可一旦发生，后果非常严重。高血压患者一定要定期到医院检查，当出现烦躁、大汗、胸部疼痛等症状时，要及时到医院就诊，避免产生生命危险。

 输出指挥官很危险——肾脏并发症

肾脏是调节血压的重要器官，患上高血压后，肾脏却成了受损的靶器官之

一。高血压会对肾脏造成伤害，而肾脏的调节功能发生障碍后又会加重高血压的病情，两者之间会形成恶性循环。

如果血压得不到控制，肾脏受损是迟早的事情，患者也会因此出现严重的肾脏并发症，从而增加治疗难度，患者也会因此多受折磨。

● 高血压和肾衰竭的关系

肾脏虽然是人体中的排泄器官，但它和高血压的关系非常密切。

在高血压早期，肾脏病变并不严重，症状不是很明显，患者只是饮水过多时会有水肿情况，或者饮食过量时会有血压升高的表现。随着病情的发展，肾小管稀释尿液的功能逐渐下降，患者因此会有夜尿增多、微量白蛋白尿。如果不及时采取治疗措施，会导致肾小动脉硬化、肾血流量减少、肾功能减退等，此时情况就比较糟糕了。

血压的升高不仅会加重肾动脉的硬化程度，还会影响肾小管的排泄功能，导致代谢废物和毒素无法顺利排出体外，慢慢形成尿毒症。一旦出现尿毒症，高血压患者的血压也很难控制在正常水平，病情就会不断加重，直到夺走患者的生命。

● 防治高血压性肾病的方法

1. 高血压患者并发肾病时要减少蛋白质的摄入量，以此减轻肾脏的负担。不过，当人体缺乏蛋白质时会出现乏力的症状，因此患者要摄入优质蛋白，而不要食用植物蛋白。植物蛋白在人体中的利用率比较低，更容易产生氨废物对健康不利。

2. 注意补充热量。并发肾病时，患者需要限制蛋白质的摄入量，为了满足人体对能量的需求，要补充热量，以此提高机体的免疫力。

3. 注意补充维生素和微量元素。患有肾病的高血压患者要注意补充各种维生素，提高身体的抵抗力，但需要注意的是，维生素 A 对肾脏有毒性，所以不宜补充。

4. 不能补充过多钾离子。患有肾病的高血压患者因肾功能下降，所以调节电解质的能力也会下降，补充过多会造成钾在体内聚集，容易导致高钾血症。血钾过高会导致心脏功能出现异常，也会让患者面临危险。

5. 不能过多补充磷离子。几乎所有的食物中都有磷的存在，一般情况下是不需要额外补充磷的，而且磷在血液中堆积也会形成高磷血症，导致皮肤瘙痒，还会打破骨骼中磷和钙的比例，引起骨骼病变。

调养小贴士

　　患有肾病的高血压患者要注意维持体内钙的平衡，平时可以多喝一些牛奶，注意补充维生素D，这样可以减少甲状腺内能亢进的发生，降低对血压的影响。

保护心灵的窗户——眼睛

　　初期高血压患者血压突然急剧升高，会对视网膜动脉造成很大影响，导致视网膜动脉出现暂时性功能性收缩，主要表现为一过性视物模糊。这种情况会随着视网膜动脉痉挛的消失而好转，也就是说，血压恢复正常后，视力可恢复正常。倘若血压持续不降，痉挛得不到缓解，容易引发动脉硬化狭窄，造成高血压视网膜病变。

　　虽然高血压对眼睛有一定危害，但是大家也不要过于担心。高血压患者只要将血压控制在一定范围内，眼睛即可恢复原状，各种不适症状可在几周至几个月内消失。但是血压若再升高，会导致眼底病变复发，使病情加重。降血压是防治眼底病变的根本措施。

● 高血压性眼病的分类

　　1. 眼底出血：主要表现是视力下降、眼前黑影飘动，严重者可出现视力突然丧失。

　　2. 急性闭角型青光眼：多见于老年女性，可出现剧烈的头痛、眼痛、恶心、呕吐、视力骤降，看灯光出现"彩虹"。

　　3. 视觉衰退：导致近视、干眼症、结膜炎的发生率大大上升，出现眼睛干涩、发红、有灼热感或异物感，眼皮沉重、眼痛、头痛、视力下降等症。

● 高血压性眼病的分级

Ⅰ级：视网膜动脉轻微收缩、纤曲，高血压病情较轻。

Ⅱ级：视网膜动脉存在局部狭窄，有动静脉交叉征。患者血压较前升高，一般无自觉症状，心、肾功能尚好。

Ⅲ级：视网膜动脉明显局部收缩，并有出血、渗出及棉絮斑，即高血压性视网膜病变。多数患者同时有显著动脉硬化；血压持续很高，有心、肾功能损害。

Ⅳ级：上述视网膜病变均较严重，并有视盘水肿，即高血压性视网膜病变；有的患者心、脑及肾出现较严重的损害。

● 衣食住行调控血压

衣：内衣衬衫领子太紧会压迫颈部静脉，使静脉血回流受阻，脑内小血管淤血，脑细胞缺氧，容易出现意外。高血压患者要尽量少戴领带，保持颈部宽松，这样才有利于大脑的血液循环。

吃：饮食原则为丰富食物品种，但进食量要适可而止；三四五顿七八分饱，不贪食、不偏食；少热量少盐，多吃水果、蔬菜以及牛奶。

住：高血压患者最需要强调的是"三个半分钟"，就是睁开眼睛后，继续平卧半分钟，在床上坐半分钟，然后双腿下垂床沿坐半分钟，最后再下地活动。

行：高血压患者出门的时候不要急，既不要走得急，心里也不能急。不少人有晨练的习惯，但对于患有高血压和冠心病患者来说，一定要先做些舒缓的运动，如散步、慢跑等，再慢慢加大活动量。

"三高"是朋友——警惕高血脂

高血压患者常会伴有高血脂，而高血脂对高血压的发展有很大影响，如果高血脂的情况得不到解决，那么，高血压病情也会变得更加棘手。

高血压和高血脂这两种疾病是互为因果的，如果两者同时发生，出现冠心病的概率会大大提高。所以，患者在积极治疗高血压的同时还要注意控制血脂水平。

由于高血压和高脂血症都是引起动脉粥样硬化的祸根，故当两者同时存在时，更容易促成发生动脉硬化，产生心、脑、肾并发症。高血压并发高血脂患者，在日常生活中需要注意以下几点。

1. 加强饮食管理，控制热量摄入。进食热量过多，多余的热量就以脂肪的形式储存在体内，使血脂和血压升高。所以，高血压合并高血脂患者应更加严格限制饮食，以限制脂肪为主，主食每天 200～250 克，不吃甜食，可适当吃鱼、豆制品、禽类、蔬菜等。控制每餐进食量，不可暴饮暴食，晚餐要少吃。多吃富含钙、钾的食物，如香蕉、紫菜、海带、土豆、豆制品及菌类等，以促进体内钠盐的排泄，调整细胞内钠与钙的比值，降低血管紧张性，维护动脉血管正常的舒缩反应，保护心脏。

2. 适度运动，控制体重。运动能有效加速体内脂肪、糖和蛋白质的分解，有利于冲刷血管壁上的沉积物，又可使血脂分解加速，从而防治高血压、高血脂，有助于控制体重，延缓各脏器的衰老，所以，应坚持锻炼，但老年人应以散步、慢跑、打太极拳为主，不宜剧烈运动。

3. 低盐饮食。高血压与盐摄入量有关，所以高血压患者要限制每日食盐摄入量。但并不是说盐摄入量越少越好，过度减盐反而会影响糖和脂肪代谢，导致血糖和血脂水平波动。一般没有严重并发症的患者每日食盐量掌握在 5 克以下即可。

4. 烟酒均可促进高血压和高血脂的发生与发展，因此，患者最好远离烟酒。如果实在想饮酒，可以选择对缓解心血管病变有一定帮助的葡萄酒，但也要注意控制饮用量。

5. 合理选择降压药。在选择降压药时，要考虑对脂质代谢的影响。有的降压药物对脂质代谢可产生不良影响，从而成为动脉硬化的促进剂，如利尿降压药、β受体阻滞剂均有这种作用。血管紧张素转换酶抑制剂、钙离子拮抗剂对脂质代谢也有一定影响。对高血压和高血脂并存的患者来说，最好的药物是a_1受体阻滞剂，它们既可降压，又有利于脂质代谢。必要时加用抗高血脂药物。经降压治疗高脂血症未见好转，同时存在冠心病危险因素时，应配合使用抗高血脂药物。

 “三高”是朋友——警惕糖尿病

糖尿病主要是因为人体中的胰岛无法正常工作，引起蛋白质、脂肪、糖代

谢异常的一种代谢性疾病，主要表现为高血糖。很多患者在患有高血压的同时也会患有糖尿病，这样一来，患者的生命安全受到严重威胁。

高血压能加重糖尿病的病情，而糖尿病也往往是高血压的重要致病原因，这两种疾病合并，更容易出现危险情况，所以，发现高血压合并糖尿病时应该尽早治疗。

● 高血压和糖尿病的关系

1. 患有糖尿病时，代谢紊乱会引起肾动脉和全身小动脉硬化，增加外周阻力，使得血压升高；高血糖也能使血容量增加，水钠潴留会升高血压。在高血压、高血糖的双重作用下，很容易引起严重的并发症。

2. 高血压能加重糖尿病的危害。高血压会对小血管和肾脏带来伤害，从而使糖尿病的病情加重。

● 高血压合并糖尿病要积极治

1. 高血压合并糖尿病更危险。高血压合并糖尿病或者糖代谢异常时，更容易出现心肌梗死、脑血管等病情，而且其发病率要远大于糖代谢正常的患者。这两种病情如果合在一起，并不是简单的"一加一"关系，治疗难度大幅增加，病情会越发严重。所以治疗高血压合并糖尿病一方面要积极地控制好血压；另一方面也要积极改善糖代谢异常的情况。

2. 治疗高血压合并糖尿病要科学。高血压合并糖尿病就表明高血压又多了一重危险因素，在治疗时既要考虑到降血压的需要，也要考虑到药物对血糖的影响。目前用于治疗高血压合并糖尿病的药物中，血管紧张素抑制类药物较为适合，因为它既能帮助降血压，又能预防糖尿病发生。

调养小贴士

如果高血压患者同时患上了糖尿病，患者就会受到两种疾病的折磨，健康很快就会被消耗完，所以患者要积极配合治疗，从日常生活中调养身体，避免病情恶化。

可怕的高血压危象

患有高血压时，患者很容易发生一些危急情况，如晕厥、意识模糊等，如果此时没有采取正确的救治措施，患者很可能会面临生命危险，所以，患者及其家人都要学习一些高血压的急救措施，防止意外发生。

高血压危象是指在不良诱因影响下，血压骤然升高到 200/120mmHg 以上，出现心、脑、肾急性损害的一种危急重症。

出现高血压危象时，患者常感到突然头痛、头晕、视物不清或失明；恶心、呕吐、心慌、气短、面色苍白或潮红；两手抖动、烦躁不安；严重的可出现暂时性瘫痪、失语、心绞痛、尿混浊；更重的则出现抽搐、昏迷。

高血压危象是发生在高血压病程中的一种特殊临床现象，在高血压基础上，因某些诱因使周围小动脉发生暂时性强烈痉挛，引起血压急剧升高，在短时间内可发生不可逆性生命器官损害，故为致命性的一种临床综合征。

● 高血压危象的表现

1. 血压显著增高：收缩压升高可达 200mmHg 以上，严重时舒张压也显著增高，可达 120mmHg 以上。

2. 植物神经功能失调：出现发热、多汗、口干、寒战、手足震颤、心悸等症状。

3. 靶器官急性损害表现

(1) 视物模糊，视力丧失，眼底检查可见视网膜出血、渗出，视盘水肿。

(2) 胸闷、心绞痛、心悸、气急、咳嗽，甚至咯泡沫痰。

(3) 尿频、尿少，血浆肌酐和尿素氮增高。

(4) 一过性感觉障碍、偏瘫、失语，严重者烦躁不安或嗜睡。

一旦患者出现高血压危象的表现，家属不要惊慌失措，让患者安静休息，头部抬高，取半卧位，尽量避光，并尽快送病人到医院救治。在去医院的路上，行车尽量平稳，以免因过度颠簸而造成脑出血。如果发生抽搐，可手掐合谷、人中穴。注意保持昏迷者呼吸道通畅，让其侧卧，将下颌拉前，以利呼吸。高血压急症的最佳治疗是既能使血压迅速下降到安全水平，以预防进行性

或不可逆性靶器官损害；又不能使血压下降过快或过度，否则会引起局部或全身灌注不足。

　　高血压危象是高血压过程中的一种严重症状，病情凶险，尤以并发高血压脑病、急性心力衰竭或急性肾衰竭更为危险，一旦症状发作需及时采取有效措施否则可导致死亡。